いまさら訊けない！

がん支持療法

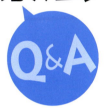

 Q&A

加藤明彦 編著
浜松医科大学附属病院血液浄化療法部病院教授

中外医学社

執筆者 (執筆順)

三 枝　　晋	伊賀市立上野市民総合病院外科部長／がん免疫栄養療法センター長
三 木 誓 雄	伊賀市立上野市民総合病院外科／がん免疫栄養療法センター／院長
小 川　　了	名古屋市立大学大学院医学研究科消化器外科助教
竹 山 廣 光	三重北医療センター長
天 野 良 亮	大阪市立大学大学院医学研究科腫瘍外科学講師
大 平 雅 一	大阪市立大学大学院医学研究科腫瘍外科学教授
海 道 利 実	京都大学肝胆膵・移植外科准教授
片 山 寛 次	福井大学医学部附属病院がん診療推進センター教授
宮 崎 安 弘	大阪大学大学院医学系研究科消化器外科学助教
土 岐 祐一郎	大阪大学大学院医学系研究科消化器外科学教授
比 嘉 盛 敏	静岡県立静岡がんセンター歯科口腔外科
百合草健圭志	静岡県立静岡がんセンター歯科口腔外科部長
矢 内 貴 子	国立がん研究センター中央病院薬剤部
朴　　成 和	国立がん研究センター中央病院消化管内科長／副院長
明 貝 路 子	静岡県立静岡がんセンター感染症内科
倉 井 華 子	静岡県立静岡がんセンター感染症内科部長
内 野 慶 太	NTT 東日本関東病院腫瘍内科部長
大 澤　　恵	浜松医科大学医学部附属病院光学医療診療部講師
奥 田 有 香	和歌山県立医科大学医学部内科学第三講座学内助教
早 田 敦 志	和歌山県立医科大学医学部内科学第三講座助教
山 本 信 之	和歌山県立医科大学医学部内科学第三講座教授
小 林 良 正	浜松医科大学医学部附属病院肝臓内科診療科長
御 任 大 輔	静岡県立静岡がんセンター再建・形成外科
中 川 雅 裕	静岡県立静岡がんセンター再建・形成外科部長
辻　　哲 也	慶應義塾大学病院腫瘍センターリハビリテーション部門部門長
近 藤 尚 哉	京都大学大学院医学研究科腎臓内科学特定病院助教
柳 田 素 子	京都大学大学院医学研究科腎臓内科学教授

岡 田 浩 一	埼玉医科大学医学部腎臓内科教授
陶 山 浩 一	熊本大学医学部附属病院がんセンター外来化学療法センター長
渋 谷 祐 子	NTT 東日本関東病院高血圧・腎臓内科部長
佐 々 木 環	川崎医科大学腎臓・高血圧内科学教授
柏 原 直 樹	川崎医科大学腎臓・高血圧内科学主任教授
福 本 誠 二	徳島大学先端酵素学研究所藤井節郎記念医科学センター特任教授
森 田 浩	藤枝市立総合病院糖尿病・内分泌内科科部長
福 田 いずみ	日本医科大学付属病院糖尿病・内分泌代謝内科准教授
向 井 幹 夫	大阪府立病院機構大阪国際がんセンター成人病ドック科主任部長
福 田 博 之	静岡県立静岡がんセンター神経内科部長
平 嶋 泰 之	静岡県立静岡がんセンター婦人科部長
高 橋 伸 卓	静岡県立静岡がんセンター婦人科医長
長谷川 祐 三	千葉県がんセンター脳神経外科主任医長
西 尾 優 子	がん・感染症センター都立駒込病院神経科医長
小 池 茂 文	豊橋メイツ睡眠治療クリニック院長
加 藤 明 彦	浜松医科大学医学部附属病院血液浄化療法部病院教授
山 﨑 薫	磐田市立総合病院整形外科部長
谷 向 仁	京都大学大学院医学研究科人間健康科学系専攻リハビリテーション科学コース作業療法学講座脳機能リハビリテーション分野准教授,京都大学医学部附属病院緩和ケアセンター／緩和医療科
清 野 精 彦	日本医科大学千葉北総病院院長,日本医科大学名誉教授
岩 端 秀 之	聖マリアンナ医科大学産婦人科学助教
岩 端 由里子	聖マリアンナ医科大学産婦人科学
鈴 木 直	聖マリアンナ医科大学産婦人科学教授
加 藤 文 美	浜松医科大学医学部附属病院薬剤部
荒 井 保 明	国立がん研究センター中央病院放射線診断科／理事長特任補佐
小早川 誠	広島大学病院精神科
海 野 直 樹	浜松医療センター院長／血管外科

序　文

　個人的な話からで恐縮ですが，2002 ～ 2005 年まで静岡県立静岡が
んセンターの腎・内分泌・代謝科に勤務しておりました．当時，そこ
で感じたことは，がん専門病院ではがんに対する治療は徹底的に行わ
れますが，それ以外のことについては，必ずしも十分な治療が行われ
ていない，ということでした．腎臓内科医で，がん治療を行ったこと
のない私にとっては，とても貴重な体験だったと同時に，がん治療に
よる合併症あるいはがん患者の合併者や生活習慣病に対し，非がん治
療医はもっと関心を払い介入する必要がある，ということを学ばせて
いただきました．

　現在，がんは二人に一人が罹患する時代です．がん治療を中心的に
行っている医療スタッフは，治療に伴う合併症の予防や症状の軽減な
どの支持療法は，不可欠な治療法の一つです．一方，がん治療に直接
関わらない医師やスタッフも，がん患者の高齢化や合併症の増加に伴
い，支持療法をサポートする機会がとても増えています．

　がん患者の支持療法は，基本的には一般診療と変わりませんが，腫
瘍そのもの，あるいはがん治療の影響により，一般的な病態とがん固
有の病態が混在しうるため，両者の影響を評価した上で支持療法を実
践する必要があります．

　本書ではがん治療医，非がん治療医の両者の立場からみた 38 の代
表的な支持療法を取りあげ，それらの病態，診断，治療について，そ
れぞれ Q&A 形式で解説しています．前半はがん治療時に遭遇しやす
くて一般内科医も知っておくべき問題について，後半はがん治療後に
遭遇し，長期的な対応が必要となる事例を取りあげました．特に，が
ん診療に携わる研修医や若手医師や，看護師・薬剤師・管理栄養士・
理学療法士などの医療スタッフにとって，わかりやすい内容に仕上
がっております．是非とも本書をご活用いただき，がん支持療法のや

りかた，考えかたについて，理解を深めていただければ幸いです．

　最後に，本書では個人的な面識がないにもかかわらず，快く執筆を引き受けていただいた先生方が大勢いらっしゃいます．また，静岡県立静岡がんセンターから現在に至るまで，個人的にお世話になった多くの先生方にも執筆いただきました．日常診療で大変お忙しい中，本書の作成にご協力いただいたすべての先生方に，この場を借りて深謝申し上げます．本当にありがとうございました．

　　　2018 年 5 月吉日
　　　　　　浜松医科大学医学部附属病院血液浄化療法部　加 藤 明 彦

目　次

I　がん治療時に遭遇しやすい問題: 栄養管理

Q1. がん患者の栄養評価はどうすればよいですか？
……………………………………〈三枝 晋　三木誓雄〉　1

Q2. がん患者の栄養療法はどうすればよいですか？
……………………………………〈小川 了　竹山廣光〉　9

Q3. 外来化学療法中の栄養管理はどうすればよいですか？
……………………………………〈天野良亮　大平雅一〉　17

Q4. がん患者のサルコペニア, フレイルについて教えてください
……………………………………………………〈海道利実〉　22

Q5. がん悪液質に対する栄養療法はどうすればよいですか？
……………………………………………………〈片山寛次〉　31

Q6. 上部消化器がん術後の栄養管理はどうしたらよいですか？
……………………………………〈宮崎安弘　土岐祐一郎〉　41

Q7. がん治療時の口腔ケアはどうすればよいですか？
……………………………………〈比嘉盛敏　百合草健圭志〉　48

Q8. がん治療時の悪心・嘔吐のマネジメントを教えてください
……………………………………〈矢内貴子　朴 成和〉　56

II　がん治療時に遭遇しやすい問題: 感染対策

Q1. どんなときにカテーテル関連血流感染症を疑えば
よいですか？　また, 抗菌薬の使いかたについて
教えてください……………〈明貝路子　倉井華子〉　62

Q2. 発熱性好中球減少症のマネジメントについて教えてください
……………………………………………………〈内野慶太〉　67

i

Q3. 難治性の下痢の場合，どういった感染症を疑えばよいですか？
………………………………………………………〈大澤 恵〉 75

Q4. 抗がん剤による間質性肺炎と呼吸器感染の鑑別は
どのようにすればよいですか？
………………………〈奥田有香　早田敦志　山本信之〉 81

Q5. がん化学療法における B 型肝炎ウイルスの再活性化は
どう評価して対策すればよいですか？……〈小林良正〉 89

Q6. リンパ浮腫による蜂窩織炎はどう対処すればよいですか？
…………………………………………〈御任大輔　中川雅裕〉 94

Q7. 周術期や放射線・化学療法中・後の嚥下障害に関して，
誤嚥性肺炎を予防しスムーズに経口摂取を獲得する
ためには，どうすればよいですか？………〈辻 哲也〉 99

III　がん治療時に遭遇しやすい問題：腎・内分泌・代謝

Q1. 急性腎障害を発症しやすい抗がん剤はどれですか？
抗がん剤による急性腎障害を予防するには
どうしたらよいですか？………〈近藤尚哉　柳田素子〉 106

Q2. 造影剤腎症を予防するにはどうしたらよいですか？
………………………………………………〈岡田浩一〉 113

Q3. 血液透析患者への抗がん剤投与はどうしたらよいですか？
………………………………………………〈陶山浩一〉 121

Q4. 腫瘍崩壊症候群の予防と治療はどうすればよいですか？
………………………………………………〈渋谷祐子〉 126

Q5. 低ナトリウム血症はどう補正したらよいですか？
………………………………〈佐々木 環　柏原直樹〉 133

Q6. 高カルシウム血症の臨床像と治療法を教えてください
………………………………………………〈福本誠二〉 143

Q7. がん治療が必要な糖尿病患者の血糖管理は
どうすればよいですか？………………………〈森田 浩〉 147

Q8. がん患者にみられる低血糖の鑑別法と治療法について
　　教えてください……………………………〈福田いずみ〉 152

IV　がん治療時に遭遇しやすい問題：その他

Q1. がん治療時に循環器疾患を有する場合，がん治療において
　　どのような点に注意が必要ですか？………〈向井幹夫〉 158

Q2. がん治療時にみられやすい意識障害の診断法と治療は
　　どうすればよいですか？……………………〈福田博之〉 164

Q3. がん患者の血栓塞栓症について，疫学，診断法，対処法に
　　ついて教えてください…………〈平嶋泰之　高橋伸卓〉 170

Q4. トルソー症候群とはどういった病態ですか？
　　またどう対処すればよいですか？………〈長谷川祐三〉 178

Q5. がん治療時の精神症状の評価法と治療について
　　教えてもらえますか？…………………………〈西尾優子〉 184

Q6. むずむず脚症候群の診断と治療はどうすればよいですか？
　　…………………………………………………〈小池茂文〉 190

V　がん治療後の問題

Q1. 急性腎障害患者の長期フォローアップは
　　どうすればよいですか？……………………〈加藤明彦〉 197

Q2. がん治療時の骨粗鬆症はどう評価し治療すれば
　　よいですか？……………………………………〈山﨑　薫〉 203

Q3. 抗がん剤治療後の認知機能低下（ケモブレイン）とは
　　どういった病態ですか？　また，どう対応すれば
　　よいですか？……………………………………〈谷向　仁〉 210

Q4. 抗がん剤治療後にみられやすい心不全について
　　教えてください……………………………………〈清野精彦〉 217

Q5. 化学療法後の女性の妊孕性について教えてもらえますか？
　　………………………〈岩端秀之　岩端由里子　鈴木 直〉224

Q6. 抗がん剤治療後の末梢神経障害について，
　　対処法も含めて教えてください…………〈加藤文美〉232

Q7. がん患者にみられる悪性大静脈症候群とは
　　どんな病態ですか？…………………………〈荒井保明〉244

Q8. がん治療後のうつ病やストレス障害について
　　教えてください……………………………〈小早川 誠〉249

Q9. がん治療後にみられるリンパ浮腫の評価法と対処法に
　　ついて教えてください………………………〈海野直樹〉255

索 引 …………………………………………………………… 261

I. がん治療時に遭遇しやすい問題：栄養管理

がん患者の栄養評価はどうすればよいですか？

Answer
- がん患者の予後に関する栄養評価法として，栄養状態，炎症反応，血球細胞成分評価に基づいた評価法が多く用いられる．
- サルコペニアは，術後合併症発生率と予後に関連する．
- がん悪液質の早期発見・制御が，予後改善に寄与する．
- がん患者に対する早期栄養評価・介入が重要である．

解説

● 1. がん患者の予後に関わる栄養評価法として，血清栄養指標，炎症反応指標，血球細胞成分に基づいた評価法が多く用いられる

　がん患者の予後に関連する栄養評価法としては，血清栄養指標，炎症反応指標，血液細胞成分の組み合わせによる評価法が用いられ，それぞれ，がん患者の予後予測因子としての有用性が報告されている[1]．以下に，代表的ながん予後予測因子としての栄養評価を示す．

1 Glasgow Prognostic Score (GPS)

　血清C反応性蛋白値（CRP）と血清アルブミン（Alb）値を組み合わせた指標であり，McMillanらが，2003年に非小細胞性肺がんにおいて予後予測因子となることを報告した（CRP，Albのcut off 値は，それぞれ，1.0mg/dL，3.5g/dL）[2] 表1．本邦においては，Mikiらが，CRPのcut off 値を0.5mg/dLと設定し，modified GPS の大腸がんの予後予測因子としての有用性が報告されている[3,4]．

表1 Glasgow Prognostic Score (GPS)
(Forrest LM, et al. Br J Cancer. 2003; 89: 1028-30[2]) より改変)

GPS	score
CRP ≦ 1.0mg/dL and Alb ≧ 3.5g/dL	0
CRP > 1.0mg/dL or Alb < 3.5g/dL	1
CRP > 1.0mg/dL and Alb < 3.5g/dL	2
modified GPS	score
CRP ≦ 0.5mg/dL and Alb ≧ 3.5g/dL	0
CRP > 0.5mg/dL or Alb < 3.5g/dL	1
CRP > 0.5mg/dL and Alb < 3.5g/dL	2

2 Prognostic Nutritional Index: PNI

Onodera らが提唱した，血清 Alb と総リンパ球数を用いた栄養指標である[5].

$$PNI = 10 × Alb + 0.005 × 総リンパ球数$$

当初は，周術期合併症リスク予測因子として，報告されたが（PNI ≦ 40 では，切除・吻合禁忌），術前 PNI の評価が，がん患者の予後予測因子として有用であることが報告された[6,7].

3 Controlling Nutritional Status (CONUT score)

2003 年に報告された血清 Alb 値，総リンパ球数，総コレステロール値をスコア化した栄養評価法である[8] **表2**．食道がん，大腸がんにおける予後予測因子としての報告がある[9,10].

4 Neutrophil/Lymphocyte Ratio (NLR), Platelet/Lymphocyte Ratio (PLR) および Lymphocyte/Monocyte Ratio (LMR)

3 者ともに血球細胞成分比を用いた指標であり，特に NLR，PLR の予後予測因子としての報告は多い[11]．近年，LMR の重要性の報告も散見される．

5 CRP/Albumin Ration (CAR)

消化器がんの予後予測因子として，報告されている．

表2 Controlling Nutritional Status（CONUT score）
（Ignacio de Ulibarri J, et al. Nutr Hosp. 2005; 20: 38-45[8] より改変）

CONUT				
Alb（g/dL）	Alb ≧ 3.5	3.0 ≦ Alb < 3.5	2.5 ≦ Alb < 3.0	Alb < 2.5
Alb score	0	2	4	6
TLC（/μL）	TLC ≧ 1800	1200 ≦ TLC < 1800	800 ≦ TLC < 1200	TLC < 800
TLC score	0	1	2	3
T-cho（mg/dL）	T-cho ≧ 180	140 ≦ T-cho < 180	100 ≦ T-cho < 140	T-cho < 100
T-cho score	0	1	2	3
CONUT score = Alb score + TLC score + T-cho score				
CONUT score	0 ～ 1	2 ～ 4	5 ～ 8	9 ～ 12
栄養状態評価	正常	軽度	中等度	高度

6 Albumin/Globulin Ratio（AGR）

　蛋白組成変化に着目した，栄養と免疫の包括マーカーとしての有用性が報告されている[12]．

Memo

　PNI をはじめて報告したのは，1984 年の Buzby ら[13] であり，血清 Alb 値，上腕三頭筋皮下脂肪厚（TSF），血清トランスフェリン（TFN）値および遅延性皮膚過敏反応（DH）から算出される指標です．その計算式は，PNI = 158 − (16.6 × Alb) − (0.78 × TSF) − (0.22 × TFN) − (5.8 × DH) であり，Onodera らの PNI と比べると煩雑です．TSF 測定，血清 TFN や DH は，日常診療で，一般的に実施される検査ではありません．1984 年に報告された Onodera らの PNI の有用性が未だ報告されるのは，その簡便さと栄養評価としての妥当性からであると考えられます．

Memo

栄養評価法に，なぜ，リンパ球数などの血液細胞成分が含まれるのか？

低栄養状態や異化亢進状態では，免疫担当細胞の産生能低下により，免疫能が低下することが知られています．免疫能と栄養状態は，密接に関係しており，栄養評価法に，血清栄養指標のみではなく，血液細胞成分との組み合わせが用いられています．

● 2. サルコペニアは，術後合併症発生率と予後に関連する

がん患者の治療中には，体重減少とともに，骨格筋量の低下が観察される．サルコペニアは，「加齢に伴う筋力・筋量および身体機能の低下」と定義されるが，近年では，種々病態による骨格筋量の低下，いわゆる二次性サルコペニアが注目されている[14, 15]．がん患者においては，全身炎症反応による蛋白異化亢進，代謝変動や食事摂取不良により，サルコペニアに陥りやすい状態であると考えられている．サルコペニアは，治療に対する副作用の増強，治療継続性の低下など，集学的治療の維持も困難にすることが知られている．骨格筋量の測定には，さまざまな方法があり，MRI，CT 画像を用いた骨格筋面積の測定（腸腰筋など），二重 X 線エネルギー吸収法や生体電気インピーダンス法がある．また，上腕，大腿，下腿，腹囲周囲径などの簡便な方法もある．サルコペニアは，さまざまながん患者において，術後合併症のリスク因子，予後不良因子として，多くの報告がなされている．しかしながら，サルコペニアの判定基準やその重要性については，さらなる検討が必要である．

● 3. がん悪液質の早期発見・制御が，予後改善に寄与する

がん患者は，診断時に約半数の患者に体重減少を認め，がん患者の直接的死亡原因の 30％は，がんそのものではなく，がん悪液質

であると考えられている．

　がん患者の体重減少の機序として，がんによる摂取・消化・吸収障害，治療に伴う有害事象，心理的な問題，痛み・倦怠感などによりもたらされる「がん関連体重減少」と，がんに対する宿主-腫瘍相互作用として全身で生産される炎症性サイトカインやがん組織から放出される蛋白質分解誘導因子などに起因する代謝障害からなる「がん誘導体重減少」があげられる．後者は，不可逆的と考えられており，がん悪液質ではこの代謝異常が関与するため従来の栄養管理では体重増加が期待できないとされてきた[16]．

　GPSは，がん患者の予後予測因子としての有用性が多く報告されてきたが，近年，GPSが，がん悪液質の病態を反映する指標であることが示された[17]．がん悪液質の客観的な診断基準は確立されていないが，図1に示すように，mGPSを用い，がん患者を正常，低栄養，前悪液質，悪液質に分類することにより，早期支持栄養療法介入を必要とするがん患者の選定にも有用と考えられる．

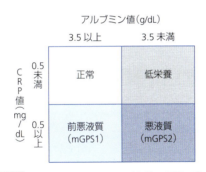

図1　mGPSを用いたがん悪液質の分類の試み

> 当施設で施行された全身化学療法中の消化器がん症例において，魚油（エイコサペンタエン酸：EPA含有）を用いた栄養介入を行ったところ，全症例では，全生存率に有意差を認めなかったものの，mGPS1，2症例において検討すると，栄養介入群で，有意に予後の改善を認めました 図2．また，栄養介入群で，全身化学療法の継続期間の延長を認めました．魚油に含まれる EPA は n-3 系不飽和多価脂肪酸の一つであり，抗炎症作用があることが明らかになっています．EPA による抗炎症作用が，がん悪液質の改善に有用である可能性があります[18]．

● 4. がん患者に対する早期栄養介入が重要である

　がん患者の代謝栄養障害は，進行がんのみならず，比較的早期の段階から発症することが知られている．がん患者の代謝栄養障害が，病理学的因子とは独立した予後規定因子となることが報告され，がん患者に対する早期栄養介入が，治療抵抗性の改善，副作用の軽減，治療継続率の向上，予後の改善に寄与することが期待される[1, 14, 17]．また，集学的治療の飛躍的な進歩に伴い，がん治療の選択肢は大幅に増加し，多種多様になってきており，がん治療の個別

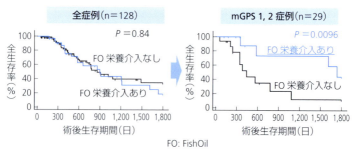

図2 魚油含有栄養剤を用いた栄養介入の有無と予後

化が求められるなか，化学療法や放射線治療のみならず，今後，栄養支持療法が重要になるだろう．

■ 文献

1) 奥川喜永，白井由美子，McMillan DC，他．がん治療と栄養評価．日静脈経腸栄会誌．2017；32：829-40.

2) Forrest LM, McMillan DC, McArdLe CS, et al. Evaluation of cumulative prognostic scores based on the systemic inflammatory response in patients with inoperable nonsmall- cell lung cancer. Br J Cancer. 2003; 89: 1028-30.

3) Toiyama Y, Miki C, Inoue Y, et al. Evaluation of an inflammation-based prognostic score for the identification of patients requiring postoperative adjuvant chemotherapy for stage II colorectal cancer. Exp Ther Med.2011; 2: 95-101.

4) Inoue Y, Iwata T, Okugawa Y, et al. Prognostic significance of a systemic inflammatory response in patients undergoing multimodality therapy for advanced colorectal cancer. Oncology. 2013; 84: 100-7.

5) 小野寺時夫，五関謹秀，神前五郎．Stage IV，V（V は大腸癌）消化器癌の非治療切除・姑息手術に対する TPN の適応と限界．日外会誌．1984；85：1001-5.

6) Kanda M, Fujii T, Kodera Y, et al. Nutritional predictors of postoperative outcome in pancreatic cancer. Br J Surg. 2011; 98: 268-74.

7) Kanda M, Mizuno A, Tanaka C, et al. Nutritional predictors for postoperative short-term and long-term outcomes of patients with gastric cancer. Medicine. 2016; 95: e3781.

8) Ignacio de Ulibarri J, Gonzalez-Madrono A, de Villar NG, et al. CONUT: a tool for controlling nutritional status. First validation in a hospital population. Nutr Hosp. 2005; 20: 38-45.

9) Toyokawa T, Kubo N, Tamura T, et al. The pretreatment Controlling Nutritional Status（CONUT）score is an independent prognostic factor in patients with resectable thoracic esophageal squamous cell carcinoma: results from a retrospective study. BMC Cancer. 2016; 16: 722.

10) Iseki Y, Shibutani M, Maeda K, et al. Impact of the Preoperative Controlling Nutritional Status（CONUT）Score on the Survival after Curative Surgery for Colorectal Cancer. PloS One. 2015; 10: e0132488.

11) Gonzalez Madrono A, Mancha A, Rodriguez FJ, et al. The use of biochemical and immunological parameters in nutritional screening and assessment. Nutr Hosp. 2011; 26: 594-601.

12）Toiyama Y, Yasuda H, Ohi M, et al. Clinical impact of preoperative albumin to globulin ratio in gastric cancer patients with curative intent. Am J Surg. 2017; 213: 120-6.

13）Buzby GP, Mullen JL, Matthews DC, et al. Prognostic nutritional index in gastrointestinal surgery. Am J Surg. 1980; 139: 160-7.

14）谷口正哲，沢井博純，小林勝正，他．がん治療と栄養療法－最近の話題から．静脈経腸栄養．2013；28：591-5.

15）山田陽介，山本和義，永妻佑季子，他．サルコペニアを知ろう！　消化器外科．2017；40：1009-87.

16）濱口哲也，三木誓雄．がん患者の代謝と栄養．日静脈経腸栄会誌．2015；30：911-6.

17）McMillan DC. The systemic inflammation-based Glasgow Prognostic Score: a decade of experience in patients with cancer. Cancer Treat Rev. 2013; 39: 534-40.

18）Shirai Y, Okugawa Y, Hishida A, et al. Fish oil-enriched nutrition combined with systemic chemotherapy for gastrointestinal cancer patients with cancer cachexia. Sci Rep. 2017; 7: 4826.

〈三枝　晋　三木誓雄〉

I. がん治療時に遭遇しやすい問題：栄養管理

がん患者の栄養療法はどうすればよいですか？

Answer

- 積極的な栄養療法の適応：1週間以上食べることのできない場合や，1〜2週間以上推定エネルギー摂取量が60％未満の場合は，積極的な栄養療法を行う．
- 必要エネルギー量の設定：がん患者の代謝動態は個々で異なっているため，間接熱量計などで測定することが望ましいが，一般的には25〜30kcal/kg/日を目安とする．
- 必要蛋白量の設定：蛋白質摂取量は1g/kg/日以上，可能であれば1.5g/kg/日以上にすることを推奨する．
- がん治療に有効な栄養素：明らかな有効性を示す栄養素はないが，n-3系脂肪酸の投与が体重増加や食欲の改善に有効であったとする報告がある．

解説

● 1. 積極的な栄養療法の適応

がん患者では，種々の要因によって経口摂取量の低下や栄養障害が引き起こされる．摂食量の減少は，がんに伴う食思不振や疼痛，味覚異常，通過障害などによって生じる．また，がん患者では，炎症性サイトカインなどの影響より，全身性炎症反応が活性化し，食欲低下や体重減少が出現する[1,2]．報告では，がんの治療前の状態で，31〜87％の患者で体重減少を認めたとされている[3]．さらに，体重減少を認めた患者では，体重を維持した患者より治療関連合併症が多く，予後が悪いとの報告もあり，体重を維持することは治療

I がん治療時に遭遇しやすい問題：栄養管理

を行う上で重要である[4,5]．がん患者において，1週間以上食べることのできない場合や，1〜2週間以上推定エネルギー摂取量が60％未満の場合は，積極的な栄養療法を行うことを推奨する[6]．

● 2．必要エネルギー量の設定

がん患者の50％では代謝は亢進しており，安静時エネルギー消費量（resting energy expenditure：REE）は基礎エネルギー予測値（basal energy expenditure：BEE）の110％とされる[7]が，がん患者の25％でREEはBEEと比較して10％以上亢進し，25％で10％以上低下していたとの報告もある[8]．REEの亢進の程度は，がん種や個人差が大きく，胃がんや大腸がんでは健常人のREEとほぼ変わりがないが，膵がんや肺がんでは，REEの亢進がみられ一定でない[9]．肺がんのREE亢進は全身性炎症反応との関連も示唆されている[10]．そのため，間接熱量計で各個人の消費エネルギーを算出し，必要エネルギー量を求めるのが望ましいが，測定が困難な場合は，概ね25〜30kcal/kg/日を目安として初期エネルギーを設定し，経過をみながら増減していくことを勧める．

また，インスリン抵抗性を示す患者や，全身性炎症反応を呈した患者に対しては，高脂肪食での管理を推奨する[11]．

一方で，がん患者に対して，栄養療法を行うことで，がんの進行を促進するかについてであるが，現在までのところ静脈栄養が，腫瘍増殖を促進するとする実験的な報告はあるが，栄養療法ががんの増殖に悪影響を及ぼすということを積極的に支持する臨床的な報告はない[6,12]．

● 3．必要蛋白量の設定

がん患者では，がんの進行に伴い体タンパク，特に骨格筋の喪失が顕著である．原因としては，いくつかのサイトカインが筋タンパクの崩壊に関与していることが報告されている[13]．がん患者に対する最適な窒素供給量は決定されていないが，最低限1g/kg/日以上

10

は必要である．同化抵抗性（anabolic resistance）を示す，活動性の低下した患者や全身性炎症反応を呈する患者では，1.2 〜 2g/kg/日，慢性疾患をもった高齢者では 1.2 〜 1.5g/kg/日が必要とされている[14, 15]．また，最近の報告によれば，正の蛋白バランスを保つためには 2g/kg/日必要との報告や[16]，がん患者の蛋白質摂取量の増加が筋タンパク同化を促進することが報告されおり[17]，腎機能に問題なければ，2g/kg/日程度の投与が望まれる．

● 4. がん治療に有効な栄養素

がん治療に有効な栄養素として，n-3 系脂肪酸がある．n-3 系脂肪酸は魚油，ボラージ油（ルリジサ種子油）に豊富に含まれている脂肪酸で，n-6 脂肪酸とともに必須脂肪酸である．n-3 系と n-6 系の多価不飽和脂肪酸は，競合的に代謝され，n-3 系多価不飽和脂肪酸の投与は，n-6 系多価不飽和脂肪酸由来のエイコサノイド産生を抑制することで，その生理作用を抑制し，抗炎症作用・抗凝固作用の発現が期待できる．

がん患者に対して n-3 系脂肪酸の投与による臨床的利益のために，少なくとも 2g/日が必要であるとされている[18]．EPA を用いたいくつかのランダム化比較試験（randomized control trial: RCT）においては，体重や食欲の改善に有効であり，特に化学療法を施行中の患者に対しては有効であったとする報告がある[19〜21]．一方で，EPA の添加が有効でなかったとする RCT もある[22, 23]．meta-analysis では EPA の有効性については示されていない[24, 25]．しかし，最近報告された meta-analysis では，化学療法・放射線療法の患者に対しては，体組成の維持に有用であることが報告されている[26]．

そのほかにアルギニン，グルタミン，および ß-hydroxy-ß-methyl butyrate（HMB）の混合物を 24 週間経口投与すると，進行したがん患者の除脂肪量が改善されたとの報告や[27]，抗がん剤治療を受けている全身性炎症を有するがん患者に対してロイシンを投与

I　がん治療時に遭遇しやすい問題: 栄養管理

すると, 筋タンパク質合成比率が増加したとの報告がある[28]. しかし, 摂取に対するコンプライアンスの問題を考慮すると, これらのアミノ酸混合物は一般的な使用には推奨できない.

免疫賦活栄養

　特別な栄養素を栄養学的必要量以上に投与することでさらに生体免疫機能を高めようとする試みがなされ, 1986 年にAlexander が熱傷による侵襲下における n-3 系脂肪酸投与による免疫能増強作用を報告して以来, アルギニン, グルタミン, 核酸などに免疫増強作用があることが報告されました[29]. これら生体の免疫機能の増強, 調節を目的とした経腸栄養法を免疫賦活栄養法 (immunonutrition) といい, 前述の特別な栄養素 (immunonutrients) を複合配合した経腸栄養剤 (immune-enhancing diet: IED) を用いた臨床研究が欧米を中心に多く発表されています.

手術時の免疫賦活栄養

　ヨーロッパ臨床栄養代謝学会 (ESPEN) の外科・移植領域における経腸栄養実施ガイドラインでは, 周術期に IED を使用すべき外科待機手術患者として, ①頭頸部がんに対して喉頭摘出術, 咽頭摘出術を受ける患者, ②食道がん, 胃がん, 膵がんに対して食道亜全摘術, 胃切除術, 膵頭十二指腸切除術を受ける患者としており, 栄養学的なリスクにかかわらず, アルギニン・n-3 脂肪酸・核酸を強化した IED を使用することを推奨しています. また, IED の投与時期については, 可能であれば手術の 5 ～ 7 日前から投与を行い, 合併症のない手術では, 術後 5 ～ 7 日間継続すべきであるとしています. 2016 年に発表された ESPEN のがん患者への栄養ガイドラインでも, 上部消化管切除手術患者に対して周術期にアルギニン, n-3 脂肪酸, 核酸を含んだ IED を経口もしくは経腸的に使用することを強く推奨しています (strength of recommendation: strong, level of evidence: high).

また，2016年の米国集中治療学会（SCCM）と米国静脈経腸栄養学会（ASPEN）合同による成人重症患者に対する栄養サポート療法ガイドラインでは，経腸栄養を必要とする術後ICU管理患者に対してはアルギニン，魚油を含むIEDをルーチンに使用することを推奨しています（quality of evidence: moderate to low）．

n-3系由来の抗炎症活性を有する代謝物の存在が明らかになり，レゾルビン，プロテクチンと名付けられたn-3系由来の活性代謝物は，炎症収束を促進する抗炎症性脂質メディエーターとして注目されています．レゾルビンE1とプロテクチン1には好中球の遊走抑制，炎症性サイトカインの産生抑制，マクロファージの貪食能亢進をさせることで，急性炎症を収束に向かわせることが報告されています[30]．基礎研究おいては，DHA投与による腫瘍血管新生抑制作用やがん細胞へのアポトーシス誘導などが報告され，EPA投与でも，がん細胞のアポトーシス誘導，細胞増殖抑制が報告されています[31, 32]．

■ 文献

1) Ramos EJ, Suzuki S. Marks D, et al. Cancer anorexia-cachexia syndrome: cytokines and neuropeptides. Curr Opin Clin Nutr Metab Care. 2007; 7: 427-34.

2) Simons JP, Schols AM, Buurman WA, et al. Weight loss and low body cell mass in males with lung cancer: relationship with systemic inflammation, acute-phase response, resting energy expenditure, and catabolic and anabolic hormones. Clin Sci (Lond).1999; 97: 215-23.

3) Dewys WD, Begg C, Lavin PT, et al. Prognostic effect of weight loss prior to chemotherapy in cancer patients. Eastern Cooperative Oncology Group. Am J Med. 1980; 69: 491-7.

4) Pedersen H, Hansen HS, Cederqvist C, et al. The prognostic significance of weight loss and its integration in stage-grouping of oesophageal cancer. Acta Chir Scand. 1982; 148: 363-6.

5) Bachmann J, Heiligensetzer T, Krakowski-Roosein H, et al. Cachexia worsens

prognosis in patients with resectable pancreatic cancer. J Gastrointest Surg. 2008; 12: 1193-201.

6) Bozzetti F, Arends J, Lundholm K, et al. ESPEN Guidelines on Parenteral Nutrition: non-surgical oncology. Clin Nutr. 2009; 28: 445-54.

7) Bosaeus I, Daneryd P, Svanberg E, et al. Dietary intake and resting energy expenditure in relation to weight loss in unselected cancer patients. Int J Cancer. 2001; 93: 380-3.

8) Knox LS, Crosby LO, Feurer ID, et al. Energy expenditure in malnourished cancer patients. Ann Surg. 1983; 197: 152-62.

9) Fredrix EW, Soeters PB, Wouters EF, et al. Effect of different tumor types on resting energy expenditure. Cancer Res. 1991; 51: 6138-41.

10) Staal-van den Brekel AJ, Schols AM, Dentener MA, et al. The effects of treatment with chemotherapy on energy metabolism and inflammatory mediators in small-cell lung carcinoma. Br J Cancer. 1997; 76: 1630-5.

11) Arends J, Bachmann P, Baracos V, et al. ESPEN guidelines on nutrition in cancer patients. Clin Nutr. 2017; 36: 11-48.

12) Bozzetti F, Mori V. Nutritional support and tumour growth in humans: A narrative review of the literature. Clinical Nutrition. 2009; 28: 226-30.

13) Tijerina AJ. The biochemical basis of metabolism in cancer cachexia. Dimens. Crit. Care Nurs. 2004; 23: 237-43.

14) Nitenberg G, Raynard B. Nutritional support of the cancer patient: Issues and dilemmas. Critical Reviews in Oncology/Hematology. 2000; 34: 137-68.

15) Baracos VE. Meeting the amino acid requirements for protein anabolism in cancer cachexia. In: Mantovani G, Anker SD, Inui A, et al. Cachexia and wasting: a modern approach. Springer-Verlag Mailand; 2003. p.631-4.

16) Winter A, MacAdams J, Chevalier S. Normal protein anabolic response to hyperaminoacidemia in insulin-resistant patients with lung cancer cachexia. Clin Nutr. 2012; 31: 765-73.

17) Baracos VE. Skeletal muscle anabolism in patients with advanced cancer. The Lancet Oncology. 2015; 16: 13-4.

18) Fearon KC, Von Meyenfeldt MF, Moses AG, et al. Effect of a protein and energy dense N-3 fatty acid enriched oral supplement on loss of weight and lean tissue in cancer cachexia: a randomised double blind trial. Gut. 2003; 52: 1479-86.

19) Silva J de A, Trindade EB, Fabre ME, et al. Fish oil supplement alters markers of inflammatory and nutritional status in colorectal cancer patients. Nutr Cancer. 2012; 64: 267-73.

20) van der Meij BS, Langius JA, Spreeuwenberg MD, et al. Oral nutritional supplements containing n-3 polyunsaturated fatty acids affect quality of life and functional status in lung cancer patients during multimodality treatment: an RCT. Eur J Clin Nutr. 2012; 66: 399-404.

21) Sánchez-Lara K, Turcoff JG, Juárez-Hernández E, et al. Effects of an oral nutritional supplement containing eicosapentaenoic acid on nutritional and clinical outcomes in patients with advanced non-small cell lung cancer: randomised trial. Clin Nutr. 2014; 33: 1017-23.

22) Fearon KC, Barber MD, Moses AG, et al. Double-blind, placebo-controlled, randomized study of eicosapentaenoic acid diester in patients with cancer cachexia. J Clin Oncol. 2006; 24: 3401-7.

23) Jatoi A, Rowland K, Loprinzi CL, et al. An eicosapentaenoic acid supplement versus megestrol acetate versus both for patients with cancer-associated wasting: a North Central Cancer Treatment Group and National Cancer Institute of Canada collaborative effort. J Clin Oncol. 2004; 22: 2469-76.

24) Dewey A, Baughan C, Dean T, et al. Eicosapentaenoic acid (EPA, an omega-3 fatty acid from fish oils) for the treatment of cancer cachexia. Cochrane Database Syst Rev. 2017; CD004597. doi:10.1002/14651858.CD004597. pub2.

25) Mazzotta P, Jeney CM. Anorexia-cachexia syndrome: a systematic review of the role of dietary polyunsaturated Fatty acids in the management of symptoms, survival, and quality of life. J Pain Symptom Manage. 2009; 37: 1069-77.

26) de Aguiar Pastore Silva J, Emilia de Souza Fabre M, Waitzberg DL. Omega-3 supplements for patients in chemotherapy and/or radiotherapy: A systematic review. Clinical Nutrition. 2015; 34: 359-66.

27) May PE, Barber A, D'Olimpio JT, et al. Reversal of cancer-related wasting using oral supplementation with a combination of β-hydroxy-β-methylbutyrate, arginine, and glutamine. Am J Surg. 2002; 183: 471-9.

28) Deutz NE, Safar A, Schutzler S, et al. Muscle protein synthesis in cancer patients can be stimulated with a specially formulated medical food. Clin Nutr. 2011; 30: 759-68.

29) Alexander JW, Saito H, Trocki O, et al. The importance of lipid type in the diet after burn injury. Ann Surg. 1986; 204: 1-8.

30) Schwab JM, Chiang N, Arita M, et al. Resolvin E1 and protectin D1 activate inflammation-resolution programmes. Nature. 2007; 447: 869-74.

31) Rose DP, Connolly JM. Antiangiogenicity of docosahexaenoic acid and its role in the suppression of breast cancer cell growth in nude mice. Int J Oncol.

I　がん治療時に遭遇しやすい問題: 栄養管理

1999; 15: 1011-5.

32）Siddiqui RA, Jenski LJ, Neff K, et al. Docosahexaenoic acid induces apoptosis in Jurkat cells by a protein phosphatase-mediated process. Biochim Biophys Acta. 2001; 1499: 265-75.

〈小川 了　竹山廣光〉

I. がん治療時に遭遇しやすい問題：栄養管理

外来化学療法中の栄養管理はどうすればよいですか？

Answer

▶ 適正な栄養スクリーニングが必要である．
▶ コンプライアンスの高い栄養療法が必要である．
▶ 多職種による栄養サポートチームでの栄養カウンセリングが有用である．

解説

● 1. 適正な栄養スクリーニングが必要である

栄養スクリーニングとは栄養障害のリスクを有する患者の抽出を目的とした初期の栄養アセスメントであり，迅速かつ効果的な栄養管理を行うためには必須事項である[1]．入院時には主観的包括的栄養評価法（subjective global assessment: SGA）による栄養スクリーニングが行われているが，外来で行うとなると時間的な制約や実施する医療従事者が適切な教育を受けているかなどが問題となる．また外来化学療法患者は入院患者と異なり医療従事者と接する機会は診察日・治療日のみであり，より簡便で迅速，そして適切な栄養スクリーニングによる栄養不良患者の抽出が必要となる．

近年では short nutritional assessment questionnaire（SNAQ）[2]や malnutrition universal screening tool（MUST）[3]などの簡易栄養スクリーニング法が提唱されており，その外来化学療法患者に対する栄養アセスメントとしての有用性も報告されている[4〜6]．SNAQは体重減少，食欲低下，栄養剤の使用の3項目の質問による栄養スクリーニングである 図1 ．SNAQ による栄養スクリーニングでは，

Ⅰ　がん治療時に遭遇しやすい問題：栄養管理

```
                          SNAQ
           Short Nutritional Assessment Questionnaire

• Did you lose weight unintentionally?
     More than 6 kg in the last 6months                    ●●●
     More than 3 kg in the last month                       ●●

• Did you experience a decreased appetite over the last month?      ●

• Did you use supplemental drinks or tube feeding over the last month?   ●

        ●    no intervention
        ●●   moderately malnourished ; nutritional intervention
        ●●●  severely malnourished ; nutritional intervention and treatment dietician
```

図1 Short Nutritional Assessment Questionnaire (SNAQ)
(Neelemaat F, et al. Clin Nutr. 2008; 27: 439-46[2) より一部改変)

外来化学療法患者に対して 16.3％が栄養介入必要群と判定され，その すべての患者が食欲低下症状をきたし，血清アルブミン値と小野 寺予後指数（PNI）の有意な低下が認められと報告されている[4]．一 方で MUST は BMI，体重減少率，食事摂取状態の 3 項目の合計ス コアによる栄養スクリーニング法である **図2**．外来化学療法を受 けている消化器がん患者中の 43.0 〜 47.1％が高リスク群であり， 外来化学療法患者に対する栄養スクリーニングとしての有用性が報 告されている[5,6]．

● 2. 外来化学療法患者に対する栄養療法

　外来化学療法患者の生活の場は自宅であり食事の提供者は家族ま たは本人である．この点が入院患者の栄養管理と大きく異なる点で ある．入院患者の場合は継続的に栄養サポートチーム（NST）によ る食事や栄養剤の摂取状況の確認，栄養再評価，必要に応じた静脈 栄養の追加や栄養剤の変更などの栄養管理を行うことができるが， 外来患者は化学療法のレジメンにもよるが 1 〜 3 週ごとの通院とな

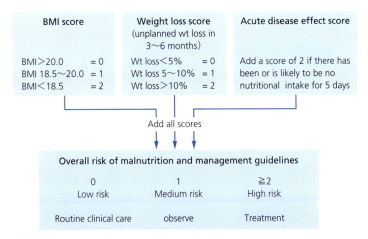

図2 Malnutrition Universal Screening Tool（MUST）
(Stratton RJ, et al. Br J Nutr. 2004; 92: 799-808[3] より一部改変)

り，NST による日常的な栄養管理は困難である．単純に必要カロリー合わせの経口栄養剤の処方・紹介のみでは服用は継続せず，次回来院時には急激な栄養状態の悪化になりかねない．外来での栄養管理では，患者の主訴，味覚障害や口内炎，消化器症状などの副作用の程度，生活習慣，嗜好，家族構成や趣味までも時間をかけて問診し，まずは摂取不足の栄養素を補うための料理・食品の紹介や症状・副作用に応じた献立の提案，調理法の工夫・指導を行うことが必要である．そのうえで経口栄養剤の追加が必要な場合はその必要性を十分に説明し，継続摂取が可能で嗜好にあった経口栄養剤を患者・家族と相談しながら選択する．外来通院患者は ADL（activities of daily living）が比較的良好な患者が多く，日常の食事の工夫で自身の栄養状態の改善を図りたい思いは強い．そのため単に栄養剤を追加するだけの指導では継続的な栄養管理は不可能であり，患者やその家族への疾患・治療がもたらしている身体的・心理的問題を医療者側が十分に理解した上で栄養管理を行うことが肝要であり栄養

療法のコンプライアンス維持のためには重要である[7].

● 3．多種職による栄養サポート

　化学療法患者の栄養状態を改善させる絶対的な栄養療法はまだ確立しておらず，多職種のNSTで支援することが現在最も有効な栄養療法である．そして外来化学療法患者に対応するNSTには少なくとも医師，看護師，薬剤師，栄養士の4職種が必要である．薬剤師は抗がん剤やそれらの治療関連薬についての高度な知識を，栄養士は食品・栄養剤はもとより専門的な栄養学的知識を有している．看護師は通院するがん治療患者にとっては最も身近な存在の医療者であり，患者の食生活や嗜好・生活習慣などの情報を日常診療で多く得ることができる職種である．外来でのNST活動では少なくともこれらの職種間の連携を強くすることが必要であり，医師は最も各職種と日常診療で連携をとっている職種であることから，各職種がNSTとして協働していくためのマネジメントの役割を担う必要がある．また外来での栄養指導では，患者と患者を支える家族の栄養へのモチベーションを向上させることが重要であり，カウンセリング的な要素も必要であることから十分な診察時間と和んだ雰囲気作りを心がける必要がある[7].

■ 文献

1) 安武健一郎，山内　健，江角　誠，他．入院時栄養スクリーニングを構成する各栄養評価指標に対する解析．栄養評価と治療．2006; 23: 561-5.

2) Neelemaat F, Kruizenga HM, de Vet HC, et al. Screening malnutrition in hospital outpatients. Can the SNAQ malnutrition screening tool also be applied to this population？ Clin Nutr. 2008; 27: 439-46.

3) Stratton RJ, Hackston A, Longmore D, et al. Malnutrition in hospital outpatirnts and inpatients: prevalence, concurrent validity and ease of the malnutrition universal screening tool (MUST) for adults. Br J Nutr. 2004; 92: 799-808.

4) 三浦あゆみ，辻仲利政，今西健二，他．外来化学療法患者における栄養障害患者の存在: 簡易栄養評価法を用いた検討．静脈経腸栄養．2010; 25: 603-7.

5）田河みゆき，名徳倫明，岩本千晶，他．外来化学療法施行中の大腸がん患者に対する Malnutrition Universal Screening Tool（MUST）を用いた栄養評価．癌と化学療法．2013；40：1185-8．

6）柴田　裕，伽羅谷千加子，斉藤　円，他．消化器癌外来化学療法患者に対する栄養サポートの試みとその効果の検討．静脈経腸栄養．2014；29：1043-9．

7）天野良亮，花山佳子，清水久実代，他．外来化学療法患者に対する栄養管理．日静脈経腸栄会誌．2017；32：817-21．

〈天野良亮　大平雅一〉

I. がん治療時に遭遇しやすい問題：栄養管理

Question 4　がん患者のサルコペニア，フレイルについて教えてください

Answer

- ▶ サルコペニアとは筋肉量と筋力の低下を特徴とする症候群である．
- ▶ がん患者は悪液質からサルコペニアになりやすい．
- ▶ サルコペニアは，体成分分析装置やCT，握力計などで評価する．
- ▶ サルコペニア合併がん患者は手術成績が不良である．

解説

● 1. サルコペニアとは筋肉量と筋力の低下を特徴とする症候群である

　サルコペニアとは，加齢に伴い筋肉量が減少する病態として，1989年にRosenbergによって提唱された概念である[1]．語源は，ギリシャ語で筋肉を意味する「sarx」と減少を意味する「penia」に由来する．サルコペニアは，その成因によって，狭義である一次性サルコペニアと広義の二次性サルコペニアに分けられる．一次性サルコペニアは加齢に伴う筋肉量の減少であり，二次性サルコペニアは活動性の低下（廃用性萎縮）や低栄養，臓器不全や侵襲，がんなどの疾患に伴う筋肉量の減少である．近年，世界的にサルコペニアに対する関心が高まり，ヨーロッパのサルコペニアワーキンググループ（EWGSOP）から2010年に[2]，アジアのサルコペニアワーキンググループ（AWGS）から2014年に[3]，それぞれ診断アルゴリズムが提唱された．両者とも基本は同一で，筋肉量の低下に筋力の

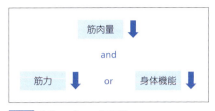

図1 サルコペニアの定義

低下または身体機能の低下を伴うものをサルコペニアと定義している 図1 . したがって現在では，加齢のみならずさまざまな原因から引き起こされる「進行性および全身性の骨格筋量減少と筋力の低下を特徴とする症候群」をサルコペニアと称している．

一方，フレイルとは，「加齢に伴い身体の予備能力が低下し，健康障害をきたしやすくなった状態」であり，サルコペニアもフレイルの一因となる．

● 2. がん患者は悪液質からサルコペニアになりやすい

がん患者にとってサルコペニアは重要な意義を有する．一つは，患者の高齢化である．高齢化社会を迎えた今日，がん患者も高齢化しており，一次性サルコペニア症例が増加している．もう一つは，がん患者における二次性サルコペニアの合併である．がん患者は，悪液質といって，蛋白質の同化障害と異化亢進を特徴とする代謝障害から栄養不良になりやすく，筋肉量が減少しやすい．臨床症状としては，体重減少，やせがみられる．消化器がん患者においては，担がん状態に加え，がんのために経口摂取が不良となり低栄養を呈することが少なくない．この背景には，がんまたは宿主から分泌されるインターロイキン-6や腫瘍壊死因子などの炎症性サイトカインや蛋白質分解誘導因子が関与している．特にこれらの炎症性サイトカインは骨格筋の異化亢進や食欲低下に関連しており，がん悪液質の中心的役割を果たしているとされている[4]．さらに，がんを切除する場合には手術侵襲が加わることから，がん患者は二次性サル

コペニアの原因を多く有する．したがって，サルコペニアを考慮した手術適応や術式，周術期管理，化学療法，緩和医療が求められている．事実，ここ数年，消化器がんを中心に，サルコペニアの意義に関する論文が急増している．

● 3. サルコペニアは，体成分分析装置や CT，握力計などで評価する

サルコペニア評価項目は，診断基準にあるように，筋肉量，筋力，身体機能の 3 要素からなる．

筋肉量の測定法には，生体電気インピーダンス法（BIA）や二重エネルギー X 線吸収法（dual-energy X-ray absorptiometry：DEXA）などの体成分分析装置を用いて全身の骨格筋量を測定する方法と，CT や MR などにより筋肉の断面積を測定する方法に大別される．体成分分析装置は，約 1 分半の立位または臥位で骨格筋量のみならず体細胞量，体脂肪率など，さまざまな栄養パラメーターが測定可能であり，簡便で再現性も高い．DEXA は，きわめて正確に全身の骨格筋量を測定できるという長所がある一方，特殊な装置が必要であること，放射線被曝，高コストといった短所がある．ただ，両者の測定結果には，強い相関があると報告されており[5]，簡便性などを考慮すると，BIA が優れているといえよう．一方，CT や MR は，全身ではなく，身体の特定レベルの断面積（主として第 3 腰椎〈L3〉レベルや臍レベルの大腰筋や骨格筋の断面積が用いられる）を測定して骨格筋量を定量する．消化器がん患者においては，必ず腹部 CT または MR を施行しているため，サルコペニア評価目的で新たに施行する必要がなく，また筋肉の量だけでなく脂肪化，すなわち筋肉の質や内臓脂肪を評価できるという利点がある．われわれの検討では，BIA で得られた骨格筋量と CT で得られた骨格筋量の間には強い相関が認められた[6]．したがって，これらの長所，短所を考慮して，各施設の状況や評価目的に応じて，相応しい方法を用いればよい．

CTを用いた低骨格筋量の基準については，Pradoらが提唱した L3レベルの全骨格筋量を身長の2乗で除した骨格筋指数（skeletal muscle mass index：SMI，男性 $52.4cm^2/m^2$，女性 $38.5cm^2/m^2$）が 代表的である[7]．しかしこれまで，日本人におけるCTを用いた低 骨格筋量の基準はなかった．そこでわれわれは，当科日本人におけ るCTを用いた低骨格筋量の基準作成を試みた．健常人である生体 肝移植ドナー541例（男性288例，女性253例）を対象に，CTに てL3レベルの腸腰筋断面積（cm^2）÷身長^2（m^2）からPMI（psoas muscle mass index）（cm^2/m^2）を計算し，筋肉量を評価した[6]．そ の結果，50歳未満を健康若年成人とし，男女別に平均値－SD（男 性 $6.36cm^2/m^2$，女性 $3.92cm^2/m^2$）を日本人における骨格筋量（PMI） のカットオフ値として提唱した．このカットオフ値は，2016年5 月に日本肝臓学会が提唱した「肝疾患におけるサルコペニア判定基 準（第1版）」[8]に採用された．

筋力としては，測定の簡便性から，握力が用いられることが多 い．標準的な測定方法は定義されていないが，「肝疾患におけるサ ルコペニアの判定基準（第1版）」[8]では，「スメドレー式握力計を 用いた文部科学省の新体力テスト実施要項に準じる」，とされてい る．すなわち，立位で上肢を下垂した状態で，左右交互に2回ずつ 測定し，大きい方の値を平均し，キログラム未満は四捨五入する． AWGSでは，「男性で26kg未満，女性で18kg未満を握力低下」と 定義しており，日本人においてもこの基準を用いている．

身体機能としては，歩行速度が用いられる．EWGSOP，AWGS のいずれの基準においても，「0.8m/秒以下を歩行速度低下」とし ている．この速度は，横断歩道の青信号を1回で渡ることができる 速度にほぼ相当するとされている．

● 4．サルコペニア合併がん患者は手術成績が不良である

食道がん・胃がん患者においては，一次性サルコペニアのみなら ず，経口摂取障害に伴う低栄養や，がんに起因する二次性サルコペ

ニアを合併しやすい．Hodari らは，食道切除患者 2,095 例を Canadian Study of Health and Aging により提唱されたフレイルティ指数により 6 段階に分類したところ，指数が高い（＝サルコペニアが高度）ほど，術後心血管系合併症発症率や死亡率が有意に高く，それらの独立危険因子（オッズ比 31.84，$P = 0.015$）であったと報告している[9]．

Huang らは胃がん患者 173 例の前向き検討により，52 例（30%）が EWGSOP と AWGS の基準によりサルコペニアと診断され，サルコペニアは術後 1 年以内死亡の独立予後因子であった（ハザード比 3.615，$P = 0.006$）と報告している[10]．さらに Fukuda らは，800 例の胃がん患者において，低栄養患者は有意に術後 surgical site infection（SSI）を発症し（$P < 0.001$），術前 10 日以上の栄養介入を行った群が栄養介入なしまたは不十分群に比べ，有意に術後 SSI 発症頻度が低かった（$P = 0.0006$）と報告している[11]．

膵がんや胆道がんにおいては，術前体重減少や黄疸を呈している症例が多く，二次性サルコペニアを併発しやすい．われわれは，当科で膵がんに対し膵切除術を施行し，術前単純 CT で臍レベルの腸腰筋や多裂筋の断面積と皮下脂肪の CT 値を評価し得た 230 例を対象として，サルコペニアの意義を検討した[12]．骨格筋量と筋肉の質の指標として，PMI と IMAC（intramuscular adipose tissue content）を用いた．その結果，術前 PMI 低値群（＝筋肉量低値）は，術前 PMI 正常/高値群（＝筋肉量正常・高値）に比べ，膵切除後生存率・無再発生存率とも有意に不良であった（ともに $P < 0.001$）図 2A, C．また術前 IMAC 高値群（＝筋肉の質低下）は，術前 IMAC 低値群（＝筋肉の質正常）に比べ，膵切除後生存率・無再発生存率とも有意に不良であった（各々，$P < 0.001$，$P = 0.003$）図 2B, D．興味深いことに，術前 PMI 低値群と術前 PMI 正常/高値群間ならびに，術前 IMAC 高値群と術前 IMAC 低値間でがんの stage には有意差はなく，多変量解析において，術前 PMI 低値，術前 IMAC 高値は独立予後不良因子であることより，筋肉量と筋肉の質は，がんの進

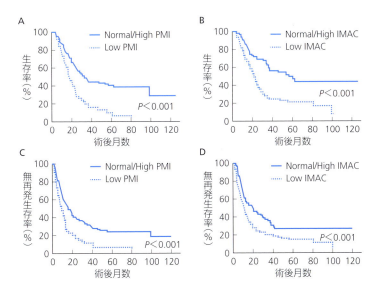

図2 膵がん術前PMIならびに術前IMACと術後生存率（A, B）, 無再発生存率（C, D）
（Okumura S, et al. Surgery. 2015; 157: 1088-98[12]）より改変）

行度とは独立した因子なのである．つまり，がんが進行するから筋肉量が低下し，筋肉の質が悪化するのではなく，がんの進行とは別に筋肉量が低下し，筋肉の質が悪化することが予後を悪くするのである．われわれは，膵がん以外にも，肝細胞がんや肝内胆管がん，胆管がんにおいて，術前サルコペニアが術後死亡や再発，合併症発生に関する予後不良因子であることを報告した[13〜17]．

I がん治療時に遭遇しやすい問題：栄養管理

ご紹介しましたように，サルコペニアは，種々のがん治療において，術後死亡や再発，合併症発症などにおける独立予後不良因子であることが明らかになっています．その原因として，サルコペニアや筋肉の脂肪化により産生あるいは制御されるサイトカインにより，免疫が抑制されたり，がんの浸潤や発育が促進されたりする機序が考えられています．したがいまして，今後，サルコペニアをターゲットとした栄養・リハビリ介入が，がん治療成績向上の新たなブレークスルーになると期待されます．

内臓脂肪肥満は生活習慣病と密接に関連するといわれていますが，がん患者の予後との関連は明らかではありませんでした．最近，われわれは，肝がんや膵がんにおいて，術前に内臓脂肪優位肥満であった症例は，筋肉量の低下や筋肉の質の低下とともに術後生存率が低率で再発率も高率であることを報告しました[17, 18]．今後ますます，サルコペニアのみならず内臓脂肪肥満とがんとの関係が明らかになっていくと思われます．

■ 文献

1) Rosenberg IH. Summary comments. Am J Clin Nutr. 1989; 50: 1231-3.
2) Cruz-Jentoft AJ, Baeyens JP, Bauer JM, et al. European Working Group on Sarcopenia in Older People. Sarcopenia: European consensus on definition and diagnosis: report of the European Working Group on Sarcopenia in older people. Age Ageing. 2010; 39: 412-23.
3) Chen LK, Liu LK, Woo J, et al. Sarcopenia in Asia: consensus report of the asian working group for sarcopenia. J Am Med Dir Assoc. 2014; 15: 95-101.
4) Moldawer LL, Copeland EM. Proinflammatory cytokines, nutritional support, and the cachexia syndrome interactions and therapeutic options. Cancer. 1987; 79: 1828-39.
5) Yeh CW, Chen YJ, Lai Ly, et al. Bioelectrical impedance analysis in a

mathematical model for estimating fat-free mass in multiple segments in elderly Taiwanese males. Int J Gerontol. 2012; 6: 273-7.

6) Hamaguchi Y, Kaido T, Okumura S, et al. Proposal for new diagnostic criteria for low skeletal mass based on computed tomography imaging in Asian adults. Nutrition. 2016; 32: 1200-5.

7) Prado CM, Lieffers JR, McCargar LJ, et al. Prevalence and clinical implications of sarcopenic obesity in patients with solid tumors of the respiratory and gastrointestinal tracts: a population-based study. Lancet Oncol. 2008; 9: 629-35.

8) Nishikawa H, Shiraki M, Hiramatsu A, et al. Japan Society of Hepatology guidelines for sarcopenia in liver disease (1st edition): recommendation from the working group for creation of sarcopenia assessment criteria. Hepatol Res. 2016; 46: 951-63.

9) Hodari A, Hammoud ZT, Borgi JF, et al. Assessment of morbidity and mortality after esophagectomy using a modified frailty index. Ann Thorac Surg. 2013; 96: 1240-5.

10) Huang DD, Chen XX, Chen XY, et al. Sarcopenia predicts 1-year mortality in elderly patients undergoing curative gastrectomy for gastric cancer: a prospective study. J Cancer Res Clin Oncol. 2016; 142: 2347-56.

11) Fukuda Y, Yamamoto K, Hirao M, et al. Prevalence of malnutrition among gastric cancer patients undergoing gastrectomy and optimal preoperative nutritional support for preventing surgical site infections. Ann Surg Oncol. 2015; 22: S778-85.

12) Okumura S, Kaido T, Hamaguchi Y, et al. Impact of preoperative quality as well as quantity of skeletal muscle on survival after resection of pancreatic cancer. Surgery. 2015; 157: 1088-98.

13) Hamaguchi Y, Kaido T, Okumura S, et al. Preoperative intramuscular adipose tissue content is a novel prognostic predictor after hepatectomy for hepatocellular carcinoma. J Hepatobiliary Pancreat Sci. 2015; 22: 475-85.

14) Hamaguchi Y, Kaido T, Okumura S, et al. Muscle steatosis is an independent predictor of postoperative complications in patients with hepatocellular carcinoma. World J Surg. 2016; 40: 1959-68.

15) Kobayashi A, Kaido T, Hamaguchi Y, et al. The impact of postoperative changes in sarcopenia factors on outcomes after for hepatocellular carcinoma. J Hepatobiliary Pancreat Sci. 2016; 23: 57-64.

16) Okumura S, Kaido T, Hamaguchi Y, et al. Impact of preoperative quality and quantity of skeletal muscle on outcomes after resection of extrahepatic biliary malignancies. Surgery. 2016; 159: 821-33.

I がん治療時に遭遇しやすい問題: 栄養管理

17) Okumura S, Kaido T, Hamaguchi Y, et al. Impact of skeletal muscle mass, muscle quality, and visceral adiposity on outcomes following resection of intrahepatic cholanginoma. Ann Surg Oncol. 2017; 24: 1037-45.

18) Okumura S, Kaido T, Hamaguchi Y, et al. Visceral adiposity and sarcopenic visceral obesity are associated with poor prognosis after resection of pancreatic cancer. Ann Surg Oncol. 2017; 24: 3732-40.

〈海道利実〉

I. がん治療時に遭遇しやすい問題：栄養管理

がん悪液質に対する栄養療法はどうすればよいですか？

Answer

- がん固有の臓器不全によらなければ悪液質ががんの死亡原因となる.
- がん患者の栄養障害, 体重減少の原因を精査し, 摂取不良か悪液質かを評価する.
- 悪液質なら, 前悪液質, 悪液質, 不応性悪液質（不可逆性とも訳される）への分類を試みる.
- 不応性悪液質に至らないためには, 前悪液質の時点で至適な栄養管理を行う.
- 不応性悪液質では, 人工的栄養法による栄養改善は期待できず, かえって QOD（Quality of Death）の低下をきたす. 可能なかぎりの経口摂取と最小限の水分電解質投与に留めるべきである.

解 説

● 1. がん固有の臓器不全によらなければ悪液質ががんの死亡原因となる

　悪液質は, 各種慢性疾患でも死亡原因となり得る. がん症例では50％が合併し, 30％の症例で死因であるといわれる[1]. 各臓器がんの主な死因はその臓器不全であることは当然であることから, がんの最終的な死因と考えられる.

　悪液質の本態は, 未だ不明の部分が多い. 腫瘍が分泌する各種因子や炎症性サイトカインがいわゆる悪液質物質として代謝異常を引

き起こしていると考えられている．本質的には，食欲低下，慢性炎症反応，筋組織の異化の亢進，脂肪組織の異化，著しい体重減少，インスリン抵抗性などがある．高度になると栄養治療を行っても蛋白同化機構は働かず，体重や栄養指標の改善はみられないので異化は不可逆性になる．

● 2. がん患者の栄養障害，体重減少の原因を精査し，摂取不良か悪液質かを評価する．

図1 に，がん患者における体重減少・栄養低下の原因分類を示す．治療中の患者では，体重の増減，浮腫の有無は必要モニタリン

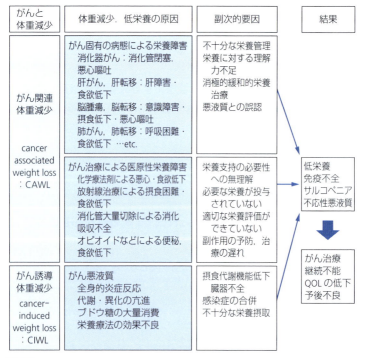

図1 がん患者における体重減少・栄養低下の原因

グ項目である．問診票を使い，通院のたびに記載してきてもらうことで，患者と主治医，化学療法室や放射線治療室のスタッフが情報共有できる．体重と，浮腫の程度，症状に関する質問13のうち悪心嘔吐，食欲不振，下痢，便秘，と消化器症状が4問であり，0～10のNRSで自己評価してもらう．指標の悪化や改善しないときには管理栄養士による摂食聞き取りと栄養指導を行う．重要なことは，化学療法や放射線治療，オピオイドなどがん治療による医原性の食欲低下による可逆性の栄養障害を悪液質と誤判断しないことである．鑑別診断には，数カ月にさかのぼる栄養歴聴取が必要である．採血データは，血清アルブミン値（半減期：20日），ChE（10日），トランスサイレチン（プレアルブミン：2日）が有用で，CRP，血清P，Fe，Znも必要である．食歴上十分に蛋白，エネルギーを摂取しているにもかかわらず栄養指標が改善しない場合は悪液質を考慮するが，患者が申告する全量摂取はそのまま鵜呑みにできないことがあり，聞き取りには注意が必要である（Memo参照）．

　がん固有の病態による低栄養にもできるだけ早期から対応しなければならない．それぞれの原因に対してその予後に応じた積極的な手術や消化管瘻などの処置，栄養管理により，在宅への移行など患者家族の意向に応じた療養の可能性が高くなる．患者の衰弱，意識障害に備えて前もって患者家族，医療チームとで栄養治療も含めたケアの方針を話し合う，advance care planning（ACP）が求められる．

Memo

　通院化学療法室では，栄養の評価と管理が必要です．食事摂取記録が良好にもかかわらず栄養指標が低下する場合は，CRPの増加やリンパ球数の減少が伴えば悪液質と判断されます．しかし，これらの変化を示さず，腫瘍量も少なく悪液質とは考えにくい症例に遭遇することがあります．ある人は，食事全量摂取にもかかわらず，6カ月でアルブミン値が4.4から3.2まで低下しました．

I　がん治療時に遭遇しやすい問題: 栄養管理

時間をかけて聞き出したところ，自分が大腸がんになったのは食事の嗜好によるものと考え，最近は肉魚など美食は控えて玄米と野菜だけの食養生を実践しています，と胸を張って答えられました．がんにならない食事という本を夫婦で勉強されたようです．がんになってからの食事は違いますよ．と治療中の蛋白摂取の重要性についてお話ししたところ，帰り路にはご夫婦で焼き肉屋さんに寄って帰られたそうです．翌月にはアルブミン値は 4.6 まで改善していました．その後，野菜中心の食事，特殊な健康食品，肉魚卵牛乳を控える，など数人の間違った思い込みさんたちを見つけました．このような患者さんの存在を危惧して，以下のような質問票を追加しています．

「主治医や栄養士からの指示以外に食事内容で気をつけていることはありませんか，例えば，玄米食中心の食事，野菜中心の食事，肉や魚は避けている，サプリメント，その他の食養生」

患者さんたちには，がんと戦うには，体重を維持しましょう．筋肉量を維持しましょう(貯筋しましょう)，軽い運動も大事，蛋白質を多めに，脂肪も摂ってよいですよ．と話しています．

● 3．悪液質なら，前悪液質，悪液質，不応性悪液質への分類を試みる

European Palliative Care Research Collaborative（EPCRC）からがん悪液質に関するガイドラインが発刊され，悪液質の定義がなされた．"従来の栄養サポートで改善することが困難で，進行性の機能障害をもたらし，脂肪組織減少の有無にかかわらず，著しい筋組織の減少を特徴とする，複合的な代謝障害症候群である．経口摂取の減少と代謝異常による負の蛋白・エネルギーバランスを特徴とする"．

欧州静脈経腸栄養学会（ESPEN）からは悪液質の診断基準[2] 図2が示され，悪液質を前悪液質，悪液質，不応性悪液質の 3 段階に

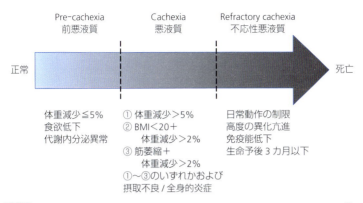

図2 悪液質のステージ (Fearon K, et al. Lancet Oncol. 2011; 12: 489-95[2])

分類する考え方が示された．これは従来の，悪液質に陥れば栄養治療の意義はないと定義されてきた概念に，予防と治療の概念を取り入れた画期的な考えである．

"前悪液質"では，食欲低下や代謝異常を認めるが，体重減少が5％以下であり，必要な栄養管理がなされない場合は悪液質，不応性悪液質に進行する．したがってこの時点で適切な栄養サポートを行うべきである．

"悪液質"では，経口摂取が不良で全身的な炎症を伴うために，栄養障害，体重減少が著しくなった時期と考えられる．6カ月で5％以上の体重減少，BMIが20以下，またはサルコペニア状態では体重減少2％以上で悪液質と診断される．悪液質では，骨格筋も脂肪も消耗するので，体重の減少率が重要視される．しかし，元々の体重，BMIによって体重減少率が予後に与える影響は異なる．Martinら[3]は，進行がん症例の予後予測分類を，BMIと体重減少率の両指標を用いて分類することが重要であるとした 図3 ．この分類を日本人にそのまま当てはめることはできないかもしれないがこの概念は重要である．BMIが18で体重減少10％とBMIが28で体重減少率20％とでは予後予測は同程度である．この図でGrade

I がん治療時に遭遇しやすい問題：栄養管理

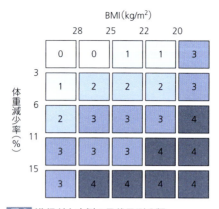

図3 進行がん症例の予後予測分類

進行がん症例の全生存期間を BMI と体重減少率から分類した．年齢，性，部位，病期，PS により調整．分類された症例の予後はおおよそ以下の通り．G0: 約20カ月，G1: 13～15カ月，G2: 10～12カ月，G3: 6～9カ月，G4: 3～5カ月．

4は，予後は3～5カ月であり，悪液質のステージ分類では，悪液質から不応性悪液質にかかる，不可逆的な病態の始まりと判断することができる．

● **4. 不応性悪液質に至らないためには，前悪液質の時点で至適な栄養管理を行う**

がん患者にとって体重，特に除脂肪体重の維持は重要である．図1に示すように，体重減少の原因にかかわらず，低栄養はサルコペニアを経て生命活動の低下，免疫不全となり，不応性の悪液質に到る．

ステージ別の栄養管理の概要を図4に示す．化学療法や放射線治療中では，栄養摂取量や栄養状態をモニタリングし，できるだけ経口摂取も含めた経腸栄養を行うことが体重，免疫能の維持にも重要である．蛋白合成の維持を目的として，状態に応じて ship

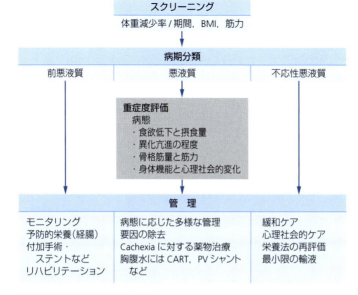

図4 がん悪液質の評価と管理
コンセンサスミーティングによる3段階の分類．病期の評価とそれに対応した管理が必要である．

feeding，をすすめる．これは蛋白と脂質中心に高カロリー濃度の栄養補助食品を食間に少量ずつ摂取させることで，特に眠前の摂取は，夜間の長期間絶食による筋タンパク崩壊を抑止するために有用である．筆者は，甘いものが苦手な高齢者には，温泉卵や卵豆腐，ヨーグルト，冷や奴などをすすめている．

悪心，嘔吐を愁訴とする消化管の悪性通過障害症例では容易に体重は低下し，悪液質のカテゴリーに分類される．腸管閉塞に対するバイパス手術，消化管瘻，ステントなどの処置は前悪液質の段階で行うことが必要である．消化管の閉塞や高度の腹水，胸水による著しい低栄養ですでに悪液質と判断される症例であっても，集学的栄養療法のうえで手術やステント留置を施行することで，経口摂取と

在宅移行が可能になることがある．また，がん性胸水や腹水症例では，CART（腹水濾過濃縮再静注療法）により，従来の分類では不応性悪液質とせざるを得ない症例を一気に前悪液質レベルにまで戻すことも経験する．CART は，わが国独自の医療技術であるから，欧米のコンセンサスには反映されていない．

ESPEN guidelines on nutrition in cancer patients 2017[4] では，進行がん症例に対する栄養管理で強く推奨されるものとして以下をあげている．

- B1-1 がんと診断された時から食事摂取量，体重変化，BMI によるスクリーニングを行うことを推奨する．
- B2-1 がん患者の総カロリー需要は，個々に測定しなくても 25 ～ 30kcal/kg/日と健常人と同等で開始する．
- B2-2 蛋白投与量は 1g/kg/日以上投与すべきで，可能なら 1,5g/kg/日以上を投与する．
- B2-3 糖質のエネルギー比率を下げて脂質の比率を上げるべき．
- B2-4 ビタミンと微量元素は健康成人の推奨量を投与し，高用量の投与は推奨しない．
- B3-1 栄養障害またはリスクのある症例に栄養相談や栄養補助食品にて経口摂取量を増強するのは有効．
- B3-3 栄養管理が必要と判断され，栄養相談や補食でも必要を満たさない時は経腸栄養，不可能なら静脈栄養を行う．
- B4-1 がん患者における身体機能の維持増強は，筋肉量，身体機能，代謝機能を保つために推奨する．
- C6-1 栄養摂取不良，体重減少，低 BMI についての進行がんのすべての患者を日常的にスクリーニングし，リスクがある場合，治療可能な栄養摂取不良に基づく栄養障害か，がん由来の代謝異常によるのかさらに評価する．
- C6-2 患者と一緒に，がんの予後と，生活の質と期待される生存率，栄養管理に伴う負担などを考慮した上で，進行がん症例に栄養サポートを提供し，実施することを推奨する．

● 5．不応性悪液質では，人工的栄養法による栄養改善は期待できず，かえって QOD の低下をきたす．可能なかぎりの経口摂取と最小限の水分電解質投与に留めるべきである

　一般的に，がん患者に対する至適なエネルギー投与量は，代謝異常が軽い段階では通常必要とする栄養量で設定し，代謝異常が高度になる段階で，投与量減量を考慮する．がん患者の安静時エネルギー消費量（resting energy expenditure：REE）は，がん種や進行度により違いがある．

　ESPEN のガイドライン[4]では，炎症反応が高値な症例で REE の亢進がみられるが，一般に日常の活動性低下によって総エネルギー消費量（total energy expenditure：TEE）は低下するとしている．また，いったん不応性悪液質と診断した場合は積極的な栄養投与を控えることを強く推奨している．"C6-3 臨死期では，治療は安楽を目的とすることを推奨する．人工的水分，栄養補給はほとんどの症例で利益をもたらすとは考えにくい．しかし，急性昏迷状態では，脱水を除外するために，潤いを与える目的で，短期的かつ限定的な輸液を行うことを提案する"．

　代謝異常が高度になる病態では，積極的な人工的栄養投与を行っても悪液質を緩和しない．著しい異化の亢進により，有効利用されないばかりか代謝上の負荷となり生体に対し有害となることがある．特に静脈栄養では高血糖や腎障害，過度の輸液による浮腫や胸腹水の増悪に至りやすい．経口摂取は可能な範囲で維持し，摂取不能なら患者家族とも相談の上で，希望があれば 500mL から 1,000mL の維持輸液を電解質の補正も考慮しながら行う．在宅にあっては，皮下輸液が推奨されるが，わが国では能書上，皮下輸液が認められているのは生理食塩液のみである．

I　がん治療時に遭遇しやすい問題: 栄養管理

■文献

1） Tisdale MJ. Pathogenesis of cancer cachexia. J Support Oncol. 2003; 1: 159-68.

2） Fearon K, Strasser F, Anker SD, et al. Definition and classification of cancer cachexia: an international consensus. Lancet Oncol. 2011; 12: 489-95.

3） Martin L, Senesse P, Gioulbasanis I, et al. Diagnostic criteria for the classification of cancer-associated weight loss. J Clin Oncol. 2015; 33: 90e9.

4） Arends J, Bachmann P, Baracos V, et al. ESPEN guidelines on nutrition in cancer patients. Clin Nutr. 2017; 36: 11-48.

〈片山寛次〉

I. がん治療時に遭遇しやすい問題：栄養管理

Question 6 上部消化器がん術後の栄養管理はどうしたらよいですか？

Answer

- 胃全摘後では，患者症状などから胃切除後障害（postgastrectomy syndrome：PGS）を的確に評価し，PGS の予防・治療として食・生活指導，栄養治療，薬物療法を 3 本柱とした栄養管理を積極的に行う．
- 食道亜全摘後では早期の経腸栄養開始を考慮し，経口摂取開始後の誤嚥性肺炎に注意する．
- 食道がん術前化学療法時では，経腸栄養剤を食事に上乗せすることで有害事象の抑制が期待できるため，場合によっては経鼻経管栄養も考慮し，積極的に栄養介入を行う．

解説

1. 胃全摘後における胃切除後障害

胃全摘術における胃切除後障害（postgastrectomy syndrome：PGS）の本態は，①貯留能喪失，②排出亢進（ダンピング症候群），③各種微量元素・ビタミン吸収障害，④食物が十二指腸を通過しないことによる消化吸収障害である．加えて，食欲・体重増加作用などを有するグレリンホルモンが約 1 割に低下するため[1]，食欲・食事摂取量が減少する．これらに対して，食・生活指導，栄養治療，薬物療法の 3 者を積極的に施行することで，患者 QOL の維持，体重減少の抑制を図る．

I　がん治療時に遭遇しやすい問題: 栄養管理

● 2. 胃全摘後の栄養管理: 食・生活指導と栄養治療

できる限り術前から，胃全摘後の食生活についてのイメージを患者に指導しておくことが望ましい．「ゆっくりよく噛んで」，「1回の食事量は少なめに」，「補食（間食）をとる」などの栄養指導は医師や管理栄養士によって，PGS のコントロールがつき体重が安定するまで，できる限り定期的に行う．食事だけではなく，規則正しい生活のリズムは食欲や術後の排便コントロールに効果的である．また適度な睡眠を確保することも，自律神経バランスを維持し消化管機能を保持させるために必要である．週に2, 3回程度の自己体重測定を指示し，体重減少推移を評価する．

糖と吸収について

糖質は単糖の数が多いほど吸収が緩徐となるため，多糖類の食品を中心に糖質を選ぶことで，食後の高血糖および後期ダンピングの予防になります．キシリトールはショ糖と比較して同程度の甘さで吸収速度が遅いため同じくダンピング予防が可能となりますが，多量のキシリトール摂取は下痢の原因となるため，注意が必要です．

胃全摘後における体重変化率は，約 −15% 前後とされており，胃が残る術式（幽門側胃切除，噴門側胃切除）に比べて減少程度は大きい[2]．そのため通常の経口摂取に加え，oral nutritional supplements（ONS）投与や経腸栄養剤を積極的に使用し，適宜経管栄養（腸瘻）・経静脈栄養を考慮する．

経腸栄養剤は，①成分栄養剤，②半消化態剤，③消化態栄養剤があり 表1，①・②は栄養素の吸収に消化を必要とせず残渣がきわめて少ない．これらは食品タイプのものと医薬品タイプのものがあり，前者は成分面でも味の面でも多種多様なものが市販されており，後者は種類が限られるが保険適応となっている．患者が続けや

表1 経腸栄養剤の種類

	成分栄養	消化態	半消化態
医薬品	エレンタール®	ツインライン®	エンシュア®, ラコール®, エネーボ®
食品		ペプタメン, ペプチーノ, ハイネイーゲルなど	テルミール, アノム など多数

すいものを選択する．最近では，通常の食事の外観をそのままにしながらきわめて軟らかい物性に調整した特殊食（あいーと®）なども通信販売などで購入可能である．

　胃切除後経口摂取に上乗せする形でのONS投与の有効性に関する臨床試験が行われている[3〜5]．Imamuraらは，エレンタール™ 300mL/日（300kcal/日）内服群（軟飯相当の食事開始時から6〜8週間内服）とコントロール群で比較するランダム化試験（胃全摘38例，幽門側胃切除73例）を報告している．6〜8週時点での体重比較で，内服群は有意に体重減少率が少なく（4.86 ± 3.72 vs. 6.60 ± 4.90, $P = 0.047$），その差は胃全摘群で顕著であった（5.03 ± 3.65 vs. 9.13 ± 5.43, $P = 0.012$）．

　また胃全摘後の腸瘻造設についてまとまった報告は少ないが，術前から栄養障害が高度な症例や経口摂取不十分な時期が長期化することが予測されるようなハイリスク症例には術中に腸瘻を増設しておくとよい．Shinoharaらは胃全摘術55例に対する空腸瘻造設の有用性（在宅で1日800kcalの経腸栄養を施行）について報告している[6]．この報告では55例全例における6カ月後の平均体重減少量も少なく，約半数の症例で理想体重を維持できたとされている．腸瘻がなく経口摂取が不十分であれば，補完する静脈栄養を水分補給も兼ねて適宜併用する．

　胃全摘後体重減少を完全に回避することは難しく，一度減少した体重は容易には元に戻らないので，体重減少の程度をいかに軽減できるかが重要である．

I がん治療時に遭遇しやすい問題: 栄養管理

● 3. 胃全摘後の栄養管理: 薬物療法

PGS に対する対症療法および補充療法としての薬物療法が行われる. 下痢やダンピング症候群に対しては食・生活指導が中心となるが, 前者には整腸薬や腸管運動抑制薬 (ロペミン®), 後者には抗ヒスタミン薬, 抗セロトニン薬, 抗コリン薬 (ブスコパン®), 抗ブラジキニン薬, 粘膜局所麻酔薬などが用いられる. また脂肪便を呈する場合は, 脂質制限などの食事指導に加え, 消化酵素薬 (リパクレオン®) や利胆薬 (ウルソ®) の効果が期待される.

補充療法としては, 特にビタミン B_{12} の補充が必要となることが多く, 投与経路は経口でもその有効性が証明されている. 鉄欠乏性貧血に関しては経口投与を行うことが基本である. 消化器症状の副作用があり経静脈的に鉄剤を投与する場合は鉄過剰に注意する必要がある. また, ビタミン D およびカルシウム欠乏による骨障害についても留意し, 補充療法および定期的な骨密度の測定を行う.

● 4. 食道亜全摘後における栄養管理

小腸の消化吸収能力が正常に保たれていることが多く, さまざまなメリットから中心静脈栄養 (totally parenteral nutrition: TPN) より早期の経腸栄養 (enteral nutrition: EN) を目指すことが望ましい. 特にハイリスク症例では, 空腸瘻造設あるいは経胃的十二指腸・空腸瘻 (胸骨後・皮下経路胃管再建の場合) の造設を検討する. ただし, 腸瘻造設・早期経腸栄養に起因する合併症 (癒着や内ヘルニアによる腸閉塞, カテーテル閉塞, 下痢, 腹痛, など) には注意する. 造設しない場合, 経鼻的な経腸栄養カテーテルを挿入してもよい.

縫合不全などがなければ経口摂取が開始されるが, 食道亜全摘術後特有の食事関連合併症に留意しなければならない. 反回神経麻痺や嚥下機能低下による誤嚥性肺炎が生じないように, 食事開始時には clear liquid (水, 茶) による嚥下テストを必ず行う. 少しでもムセが疑われるようであれば, その原因・程度にあわせた嚥下リハビ

リを施行し，むせにくい食事（とろみ食）から開始する．嚥下食用増粘剤（ソフティア®など）使用も有効である．また，逆流による誤嚥性肺炎も生じやすく，特に後縦隔再建では頭高位で臥床するよう指導する．

胃全摘あるいは食道亜全摘後で重度の体重減少（20%以上）を呈するような場合，栄養介入時には re-feeding syndrome に注意する必要があります．Re-feeding syndrome とは慢性的な半飢餓状態の患者に対し栄養を急速に投与した場合に，体液・電解質の異常をきたし呼吸・循環・神経筋系の重篤な合併症が生じる症候群を指します．本症候群のリスク因子として，BMI が 16kg /m^2 以下あるいは 3～6 カ月以内に 15%を超える体重減少が知られており，このような状態にならないように積極的に体重評価，栄養管理を前もって行いましょう．

● 5. 食道がん術前化学療法時における栄養管理

術前化学療法（neoadjuvant chemotherapy：NAC）による有害事象に対応しながら，低栄養を回避できるように適切な栄養管理を行ううえでも EN は重要である．静脈栄養（parenteral nutrition：PN）だけではなく，EN を少しでも使用することで，腸管粘膜萎縮・障害を予防することができる．最近では NAC 施行時における積極的な栄養介入として，通常の経口摂取に対して 600kcal の EN もしくは PN の上乗せ効果を比較検証したランダム化試験が報告されている[7]．その結果，EN 群では PN 群に比べて有意に白血球減少，好中球減少の頻度が少なく，EN による抗がん剤血液毒性発現抑制効果が示された．本結果から，化学療法開始早期から，食事に加えた積極的な経腸栄養投与を行うことが望ましいと考えられる．

一方で，進行食道がん患者では原発巣による食道狭窄のため経口摂取ができない患者は少なくない．こういった患者は，低栄養によ

I　がん治療時に遭遇しやすい問題：栄養管理

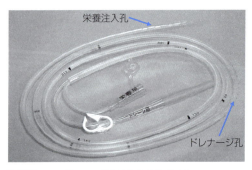

図1　W-ED® tube（添付文書より改変）
栄養注入用に先端に開口しているルーメンと，ドレナージ用に先端から40cm口側に開口しているルーメンを有するダブルルーメン構造を呈している．食道がんによる狭窄部位をこえて挿入することで，口側の唾液などのドレナージと経腸栄養が同時に施行可能である．

る手術リスク増大も危惧されるため，われわれの施設ではこのような患者に対して，TPN管理下ではなく，経腸栄養チューブあるいはW-ED®tube 図1 を使用し，EN管理下に化学療法を施行している．下痢などの腸管粘膜障害出現時には，重篤でなければEN内容の成分栄養剤への変更，投与量・投与速度の減量・減速などの対応を行い，できる限りEN管理を継続するようにする．また適宜，水分・栄養管理の補充として補完的中心静脈栄養も併用し，徹底した栄養管理を行うことで化学療法の有害事象軽減を図ることが重要である．

Memo

最近では，体重減少による，がん予後への悪影響，術後補助化学療法コンプライアンスの低下が報告されています[8]．特に上部消化器がん周術期は，その疾患および手術内容の特性から体重が減少しやすい状況です．栄養介入を積極的に行うことは体重やQOLのみならず，がん予後を改善させるという認識が必要です．

■文献

1) Doki Y, Takachi K, Ishikawa O, et al. Ghrelin reduction after esophageal substitution and its correlation to postoperative body weight loss in esophageal cancer patients. Surgery. 2006; 139: 797-805.

2) Takiguchi N, Takahashi M, Ikeda M, et al. Long-term quality-of-life comparison of total gastrectomy and proximal gastrectomy by postgastrectomy syndrome assessment scale (PGSAS-45): a nationwide multi-institutional study. Gastric Cancer. 2015; 18: 407-16.

3) Imamura H, Nishikawa K, Kishi K, et al. Effects of an oral elemental nutritional supplement on post-gastrectomy body weight loss in gastric cancer patients: a randomized controlled clinical trial. Ann Surg Oncol. 2016; 23: 2928-35.

4) Kobayashi D, Ishigure K, Mochizuki Y, et al. Multi-institutional prospective feasibility study to explore tolerability and efficacy of oral nutritional supplements for patients with gastric cancer undergoing gastrectomy (CCOG1301). Gastric Cancer. 2017; 20: 718-27.

5) Ohkura Y, Haruta S, Tanaka T, et al. Effectiveness of postoperative elemental diet (Elental®) in elderly patients after gastrectomy. World J Surg Oncol. 2016; 14: 268.

6) Shinohara T, Fujita T, Suzuki Y, et al. Interim results of nutritional support through a button-type jejunostomy after total gastrectomy. Am Surg. 2009; 75: 148-51.

7) Miyata H, Yano M, Yasuda T, et al. Randomized study of clinical effect of enteral nutrition support during neoadjuvant chemotherapy on chemotherapy-related toxicity in patients with esophageal cancer. Clin Nutr. 2012; 31: 330-6.

8) Aoyama T, Yoshikawa T, Shirai J, et al. Body weight loss after surgery is an independent risk factor for continuation of S-1 adjuvant chemotherapy for gastric cancer. Ann Surg Oncol. 2013; 20: 2000-6.

〈宮崎安弘　土岐祐一郎〉

I. がん治療時に遭遇しやすい問題: 栄養管理

 がん治療時の口腔ケアはどうすれば よいですか？

Answer
- がん患者はさまざまな口のトラブルを引き起こす．
- がん治療における口腔ケアの基本は保湿・保清である．
- 周術期の口腔ケアは術後合併症を予防する．
- 骨髄抑制期には口腔内細菌が感染源となりうる．
- 頭頸部領域の放射線治療後は長期にわたる口腔ケアが必要である．
- 医科歯科連携によって質の高い口腔ケアが可能となる．

解説

● 1. がん治療時にはさまざまな口のトラブルが起こるため口腔ケアが必要である

　がんの進行やがん治療の副作用として口腔にトラブルが現れやすいのは，がん治療中は口の中が乾燥し汚染しやすいためである．口腔粘膜炎による疼痛は口腔清掃を困難にし，口腔乾燥による唾液分泌の減少は口腔衛生状態を悪化させる．口腔衛生状態の悪化はカンジダやヘルペスなどの口腔粘膜感染症だけでなく，誤嚥性肺炎や粘膜炎の遷延化など二次的トラブルも引き起こす．トラブルの重症度によっては，がん治療の中断，予定変更をせざるを得なくなる．「口腔ケア」を行い，口腔衛生状態を良好に保つことは，合併症の発症リスクを下げ，重症化を避けることにつながる．

● 2．口腔ケアのポイントは口腔内の評価とその状態に合わせた 保湿・保清である

　口腔ケアを行うためには，がん治療に伴い起こりうる口腔内の変化を評価することが大切である．がん治療中は患者の口腔内の衛生状態，乾燥状況，粘膜炎の有無や発症部位，義歯の使用，セルフケアの状況を確認する．自立している患者の口腔ケアは，歯ブラシやスポンジブラシ，含嗽剤などを用いたセルフケアが中心となる．看護師は口腔内を観察し，保湿・保清が適切に行われているか評価する．必要に応じて看護師による介助，鎮痛薬の併用や歯科医師・歯科衛生士による専門的な介入の必要性を検討する．

● 3．周術期口腔ケアの目的は術後の誤嚥性肺炎や創部感染の 予防である

　頭頸部がん・食道がんなどの手術では，誤嚥性肺炎や創部感染などの術後合併症をきたしやすい．周術期の口腔ケアに関しては，食道がん患者の術後誤嚥性肺炎の発症率低下[1]や，頭頸部がん遊離再建手術患者おける創部感染の低下[2]など多くの報告がなされ，その有効性は近年広く知られている．周術期のケアでは，手術までに口腔内の細菌数を減少させておくことが重要である．事前の歯科受診で歯石除去やブラッシング指導などを受け，口腔細菌を効率的に除去することで，術後合併症のリスクは低下する．手術当日までセルフケアを継続し，良好な口腔内環境を維持することがポイントである．手術直後は，看護師主体のケアでスポンジブラシや口腔内吸引による貯留した唾液や排痰，血液を除去し，保清・湿潤を行う．手術後数日で離床がすすみ，含嗽が可能となれば，患者自身による歯ブラシやスポンジブラシを用いたセルフケアを開始する．口腔内の状態を観察し，患者自身での清掃が困難となりやすい患側（創部）や舌などのケアに留意する．

I　がん治療時に遭遇しやすい問題: 栄養管理

● 4. 骨髄抑制期には歯性感染巣も全身感染症の原因になりうるため注意が必要である

化学療法中の患者は，口腔粘膜炎や口腔乾燥，骨髄抑制による口腔粘膜感染症（カンジダ，ヘルペス）や歯性感染巣（う歯，歯周炎，根尖病巣など）の症状悪化，さらには発熱性好中球減少症（febrile neutropenia: FN）が起こりやすい．特に，造血幹細胞移植患者に対する大量化学療法などでは，歯性感染巣や口腔粘膜炎が FN の感染源となることも多く，重症化すると致死的となり得る．化学療法においても，治療開始前からの徹底した口腔内感染予防とセルフケアの確立が重要である．

口腔粘膜炎に対するケアでは，保清や習慣化のために粘膜炎発症前からアズレンスルホン酸や生理食塩水による含嗽を開始する．1日 6 〜 8 回，1 回につき 30 秒程度を目安としている．発症後は口腔粘膜炎のグレードに応じて疼痛コントロールなどの対症療法を行う 表1 ．痛みに対しては，含嗽剤や保湿剤に塩酸リドカインなどの麻酔薬を混合して食前や口腔ケア前に 2 分程度口に含ませると効果的である．骨髄抑制期の口腔清掃では軟毛ブラシを使用し，粘膜の清掃ではスポンジブラシを用いてケアを行う．悪心が強い場合は，無理にハブラシなどを使用せず，洗口のみの対応でよい．嘔吐後は，胃酸により歯質表面が溶解することがあるため，間を置かずに含嗽・洗口を行う．

● 5. 頭頸部領域の放射線治療の口腔ケアは，治療後も継続した介入が必須である

頭頸部領域の放射線治療では，急性期だけでなく，晩発性合併症にも注意が必要である．放射線治療による主な口腔内の副作用には，口腔粘膜炎，味覚異常，ヘルペスやカンジダなどの粘膜感染，口腔乾燥（唾液分泌障害），放射線性多発う蝕，顎骨壊死などがある[3]．放射線治療後の不可逆的な口腔乾燥症は，唾液による自浄作用が低下することで粘膜感染のリスクが増大し，多発う蝕や歯周病

表1 NCI-CTCAE Ver3.0 による口腔粘膜炎のグレード分類に応じた口腔ケア

Grade	診察所見	機能 / 症状	具体的な口腔粘膜炎への対応
1	粘膜の紅斑	わずかな症状で摂食に影響なし	口腔内の清潔保持 　セルフケア（スポンジブラシ）指導， 　ブラッシングの励行 口腔内保湿 　治療開始とともに早めの含嗽開始 　（1日6〜8回）
2	斑状潰瘍または偽膜	症状はあるが，食べやすく加工した食品を摂取・嚥下することができる	口腔内の清潔保持の継続 　口腔内の状態に合わせたセルフケア 　方法の指導 　医療者による口腔ケアの介入 口腔内保湿 　軟膏・含嗽，保湿剤の励行 疼痛緩和 　経口鎮痛薬の使用 　・アセトアミノフェン 　・NSAIDs 　・短時間作用型オピオイド 　局所麻酔薬（リドカイン）入りの含嗽 　薬，軟膏に変更
3	癒合した潰瘍または偽膜；わずかな外傷で出血	症状があり，十分な栄養や水分の経口摂取ができない	口腔内の保湿・保清の継続 　医療者による口腔ケア，軟膏・含嗽， 　保湿剤の励行 疼痛緩和の徹底 　鎮痛薬の使用 　・アセトアミノフェン 　・NSAIDs 　・短時間作用型オピオイド 　・レスキュードーズの併用 　含嗽薬，軟膏に添加する局所麻酔薬の 　濃度を適宜高める 経管栄養 　PEG（胃瘻）や経鼻胃管の使用を検討

の進行の原因となる.

　放射線治療中は，口腔粘膜炎や口腔乾燥の重症度，口腔衛生状態とセルフケアの実施状況を確認し，保清・保湿・疼痛コントロールなどの対症療法を行う．義歯は細菌や真菌の温床となるため，義歯ブラシによる機械的洗浄と義歯洗浄剤による化学的洗浄を併用する．晩期障害である放射線性多発う蝕に対しては，放射線治療開始

前からフッ化物歯面塗布などのう蝕予防処置を開始し，照射後も定期的な歯科受診が推奨される．フッ素応用は，歯面塗布のほか，日常的にフッ化物配合歯磨剤・洗口液を使用する．照射野内の歯の抜歯は放射線性顎骨壊死の発症契機となることが多いため，照射前に予後不良歯の抜歯を済ませておく．照射後も多発う蝕のリスクが高いため，継続した歯科受診・口腔ケアが推奨される[4, 5].

● 6．がん医科歯科連携により質の高い口腔ケア介入が可能となる

がん治療開始前から歯科を受診し，口腔内の診察，歯科治療，専門的口腔ケア，セルフケア指導を受けることにより，がん治療時の口腔合併症の予防，軽減が期待できる．専門的口腔ケアの主目的は細菌増殖の温床となる歯石の除去であり，歯科専用の器具でのみ実

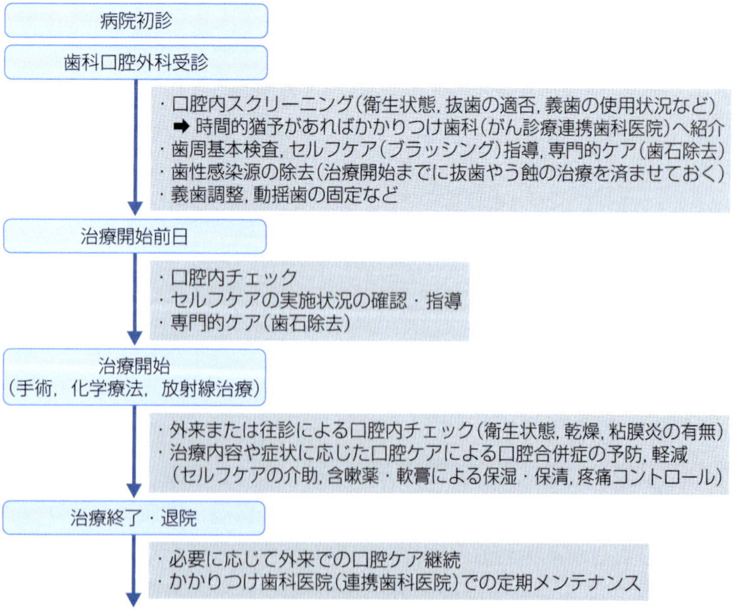

病院初診

歯科口腔外科受診

・口腔内スクリーニング（衛生状態，抜歯の適否，義歯の使用状況など）
➡ 時間的猶予があればかかりつけ歯科（がん診療連携歯科医院）へ紹介
・歯周基本検査，セルフケア（ブラッシング）指導，専門的ケア（歯石除去）
・歯性感染源の除去（治療開始までに抜歯やう蝕の治療を済ませておく）
・義歯調整，動揺歯の固定など

治療開始前日

・口腔内チェック
・セルフケアの実施状況の確認・指導
・専門的ケア（歯石除去）

治療開始
（手術，化学療法，放射線治療）

・外来または往診による口腔内チェック（衛生状態，乾燥，粘膜炎の有無）
・治療内容や症状に応じた口腔ケアによる口腔合併症の予防，軽減
（セルフケアの介助，含嗽薬・軟膏による保湿・保清，疼痛コントロール）

治療終了・退院

・必要に応じて外来での口腔ケア継続
・かかりつけ歯科医院（連携歯科医院）での定期メンテナンス

図1 病院歯科における口腔ケアの流れ

施することができる 図1 ．歯科受診のタイミングは，がん治療開始の2週間前までに済ませておくのが理想的である．しかし，がん治療中であっても，患者の体調や治療スケジュールにあわせた歯科治療，口腔ケアを実施することは可能である．

近年では，日本全国でがん診療連携拠点病院と地域の歯科医師会によるがん診療医科歯科連携体制が構築されている．がん医科歯科連携についての講習を受けたがん診療連携登録歯科医は年々増加しておりがん患者に，より質の高い歯科医療を提供することができるようになっている．医科歯科連携では，がん治療の医療情報（がんの種類と病態，治療の内容とスケジュール，全身状態，特に易感染や易出血と関わる血液検査などの情報）を共有することが重要であり，前述の情報を含んだ診療情報提供書とともに歯科受診させることが望ましい．

ワンポイントアドバイス　がん診療医科歯科連携事業

　がん治療には口腔ケアなどのがん口腔支持療法が必要不可欠ですが，すべてのがん治療を行う病院に歯科や歯科口腔外科は併設されていません．歯科のない病院では，口腔ケアが必要な多くのがん患者に十分に口腔ケアを提供できていないのが現状です．この課題を解決する目的で，がん診療医科歯科連携事業が進められ，歯科診療所の歯科医師を対象にがん治療に伴う口腔内合併症やその対処法に関しての講習会が行われています．多くのがん診療連携登録歯科医が養成され，地域でのがん患者さんの受け入れ環境が整ってきています．全国のがん患者歯科医療連携登録歯科医のリストは，国立がんセンターのホームページにて公開されています．

＊http://ganjoho.jp/med_pro/med_info/databese/dentist_search.html

I がん治療時に遭遇しやすい問題: 栄養管理

Memo

骨吸収抑制薬関連顎骨壊死（anti-resorptive agents-related osteonecrosis of the jaw: ARONJ）

　がんの骨転移時に骨関連事象を予防するため使用するビスホスホネート製剤や抗 RANKL 抗体などの骨修飾薬（bone modifying agents: BMA）の口腔内合併症として，顎骨壊死の報告が近年増加しており ARONJ として注目されています．ARONJ は一度発症すると難治性であるため，発症予防が重要です．ARONJ のリスク因子として，口腔衛生不良や歯周炎などの歯性感染源，義歯性口内炎などがあげられ，特に BMA 投与後の抜歯は最大のリスク因子とされています[6]．歯性感染源のスクリーニングと口腔内クリーニングのために，BMA 投与前の歯科検診および投与後の定期的歯科受診による口腔管理が推奨されています．

　　　　　乳がん，腎がん，膵内分泌腫瘍などで使用される分子標的薬である mTOR 阻害薬（エベロリムス）による口内炎は，mTOR 阻害薬関連口内炎（mTOR inhibitor-associated stomatitis: mIAS）とよばれ，一般的な殺細胞性抗がん剤の口腔粘膜炎とは発生機序や病態が異なります．mIAS はアフタ性口内炎に似た病態を呈することから，局所ステロイド治療（含嗽，軟膏）の有効性が報告されており[7]，今までの抗がん剤とは異なる病態として対処が行われています．

■ 文献

1) 坪佐恭宏，佐藤　弘，大曲貴夫，他．食道癌に対する開胸開腹食道切除再建術における術後肺炎予防．日外感染症会誌．2006; 3: 43-7.

2) 大田洋二郎．口腔ケア介入は頭頸部進行癌における再建手術の術後合併症率

を減少させる―静岡県立がんセンターにおける挑戦―. 歯界展望. 2005；106：766-72.

3）Dreizen S, Daly TE, Drane JB, et al. Oral complications of cancer radiotherapy. Postgr Med. 1977; 61: 85-92.

4）Jereczek-Fossa BA, Orecchia R. Radiotherapy-induced mandibular bone complications. Cancer Treat Rev. 2002; 28: 65-74.

5）Morrish RB, Chan E, Silverman S, et al. Osteonecrosis in patients irradiated for head and neck carcinoma. Cancer. 1981; 47: 1980-3.

6）米田俊之，萩野　浩，杉本利嗣，他. 骨吸収抑制薬関連顎骨壊死の病態と管理：顎骨壊死検討委員会ポジションペーパー 2016.

7）de Oliveira MA, Martins E Martins F, Wang Q, et al. Clinical presentation and management of mTOR inhibitor-associated stomatitis. Oral Oncol. 2011; 47: 998-1003.

〈比嘉盛敏　百合草健圭志〉

I. がん治療時に遭遇しやすい問題：栄養管理

 8　がん治療時の悪心・嘔吐のマネジメントを教えてください

Answer

▶ がん薬物療法による悪心・嘔吐のマネジメントの最大目標は発現予防である．

▶ 投与する抗がん剤の催吐性リスクの評価を行い，適切な悪心・嘔吐予防を行う．

▶ 抗がん剤を投与する患者側の悪心・嘔吐に関連するリスク因子を評価する．

▶ がん薬物療法に伴う悪心・嘔吐は発現時期や発現様式に応じた対処を行う．

解説

1. 悪心・嘔吐の発現時期や発現様式による分類

がん薬物療法に伴う悪心・嘔吐は，①急性，②遅発性，③突出性，④予測性の4つに分類される．急性の悪心・嘔吐は，抗がん剤投与後，数時間以内に始まり5～6時間後にピークに達し，24時間以内に消失する[1]．遅発性の悪心・嘔吐は，抗がん剤投与後24時間以上経過してから出現し[2]，シスプラチンの場合は投与から48～72時間後に嘔吐が最も激しくなり[3]，6～7日間続くことも少なくない．急性の悪心・嘔吐は主にセロトニンが関与し，遅発性の悪心・嘔吐にはサブスタンスPや炎症性サイトカインが関与すると考えられている．そのため，急性・遅発性の悪心・嘔吐の予防に用いる薬は5-HT$_3$受容体拮抗薬やNK1受容体拮抗薬，ステロイドが主軸となり，投与する抗がん剤の催吐リスクに応じた制吐薬の選択

を行う 表1．突出性悪心・嘔吐は，制吐薬の予防投与にもかかわらず発現するもの[5]であり，この場合には予防のために用いた制吐薬と作用機序の異なる制吐薬を追加投与し，かつ，症状出現時に限定した使用ではなく定時投与を行うことが勧められる 表2．予測性悪心・嘔吐は，過去にがん薬物療法で強い悪心や嘔吐の経験をした場合に治療開始前から発現する悪心・嘔吐のこと[7]である．これに対しては，ベンゾジアゼピン系抗不安薬（ロラゼパム，アルプラゾラム）が効果的である．

表1 抗がん剤の催吐リスクに応じた予防的制吐療法

（日本癌治療学会，編．制吐薬適正使用ガイドライン 2015 年 10 月．第 2 版．東京: 金原出版; 2015[4]．p.21-3 より改変）

催吐リスク	制吐薬	day 1	day 2	day 3	day 4	day 5
高度	アプレピタント	○ (経口 125mg)	○ (経口 80mg)	○ (経口 80mg)		
	$5\text{-}HT_3$ 受容体拮抗薬	○				
	デキサメタゾン	○ (静注 9.9mg)	○ (経口 8mg)	○ (経口 8mg)	○ (経口 8mg)	○ (経口 8mg)[*1]
中等度	$5\text{-}HT_3$ 受容体拮抗薬	○				
	デキサメタゾン	○ (静注 9.9mg)	○ (経口 8mg)	○ (経口 8mg)	○ (経口 8mg)[*1]	
中等度[*2]	アプレピタント	○ (経口 125mg)	○ (経口 80mg)	○ (経口 80mg)		
	$5\text{-}HT_3$ 受容体拮抗薬	○				
	デキサメタゾン	○ (静注 4.95mg)	○ (経口 4mg)[*1]	○ (経口 4mg)[*1]	○ (経口 4mg)[*1]	
軽度	デキサメタゾン	○ (静注 6.6mg)				
最小度		通常，予防的な制吐療法は推奨されない				

*1 状況に応じて投与の可否を選択できるものとする．
*2 一部の抗がん剤（カルボプラチン，イホスファミド，イリノテカン，メトトレキサートなど）を投与する場合．

I がん治療時に遭遇しやすい問題: 栄養管理

表2 突出性悪心・嘔吐に対して推奨される制吐療法
(NCCN Guidelines Antiemesis Version. 2. 2017[6]. AE-10 から改変)

一般名	投与経路	NCCN ガイドライン 2017 *の用量	作用する主な受容体
メトクロプラミド	経口投与	10〜20mg を 4〜6 時間ごと	D_2, 5-HT_3 (高用量), 5-HT_4
	静脈内投与	10〜20mg を 4〜6 時間ごと	
プロクロルペラジン	経口投与	10mg を 6 時間ごと	D_2, H_1, Achm
	静脈内投与	10mg を 6 時間ごと	
ハロペリドール	経口投与	0.5〜2mg を 4〜6 時間ごと	D_2
	静脈内投与	0.5〜2mg を 4〜6 時間ごと	
オランザピン	経口投与	5〜10mg を 1 日 1 回	5-HT_2, 5-HT_3, H_1, D_2, Achm
ロラゼパム	経口投与	0.5〜2mg を 6 時間ごと	——

D_2: ドパミン受容体, 5-$HT_{2\sim4}$: セロトニン受容体, H_1: ヒスタミン受容体, Achm: ムスカリン受容体
* 本邦承認用量と異なるほか, 本邦では悪心・嘔吐に承認されていない薬もある.

● 2. 抗がん剤の催吐リスク分類

抗がん剤投与で誘発される悪心・嘔吐の発現頻度は, 使用する抗がん剤の種類によって異なる. 制吐薬の予防投与なしで抗がん剤を投与した場合に 24 時間以内に発現する嘔吐の割合に基づき, 高度(> 90%), 中等度 (30〜90%), 軽度 (10〜30%), 最小度 (< 10%) の 4 つに分類される[8].

多剤併用療法の場合には, 最も催吐リスクの高い抗がん剤に対する制吐療法が推奨されるが, アンスラサイクリン系抗がん剤およびシクロホスファミドなど, それぞれ単剤で使用する場合には中等度催吐リスクに分類されるものの, 併用で用いる場合には高度催吐リスクとして扱うことに注意が必要である.

制吐薬の使用においては, 日本癌治療学会から「制吐薬適正使用ガイドライン」[4] が策定されており, 国際的には ASCO (American Society of Clinical Oncology)[9], NCCN (National Comprehensive Cancer Network)[6], MASCC (Multinational Association of

Supportive Care in Caner)[10] などが公表されており，これらのガイドラインを参照し標準的な悪心・嘔吐予防を行う．高度催吐リスクの抗がん剤投与時には 5-HT$_3$ 受容体拮抗薬，NK1 受容体拮抗薬，デキサメタゾンの 3 剤併用制吐療法が標準であるが，2017 年の ASCO ガイドライン[9] では，新たにこれら 3 剤に多元受容体作用抗精神病薬であるオランザピンを追加した 4 剤併用制吐療法を推奨している．これは，高度催吐リスクの抗がん剤投与時において 3 剤併用制吐療法と，これにオランザピン（day1 ～ 4 に 10mg 経口投与）を追加した 4 剤併用制吐療法を比較した二重盲検第 3 相試験[11] において，悪心なしの患者の割合が急性期（45% vs 74%），遅発期（25% vs 42%），全期間（22% vs 37%）のいずれにおいても 4 剤併用療法群で有意に高かった試験結果に基づくものである．しかし 4 剤併用制吐療法の優越性を検証した試験はまだ 1 報であること，ASCO[9]，NCCN[6]，MASCC[10] のガイドラインのいずれにおいてもオランザピン 10mg を用いた場合の傾眠や鎮静を注意喚起する記載があり，日本でも 10mg での使用経験が乏しいことから，その使用については投与量と投与期間を含め十分な検討が必要である．

Memo

　オランザピンはドパミン受容体，セロトニン受容体，α_1 アドレナリン受容体，ヒスタミン H$_1$ 受容体，ムスカリン受容体に拮抗作用を示します．悪心・嘔吐に関与する D$_2$ および 5-HT$_3$ 受容体に対する拮抗作用により制吐効果を示すと考えられています．オランザピンは糖尿病患者への使用は禁忌であり，副作用としては傾眠，鎮静，めまい，起立性低血圧などがあります．特に高齢者への使用は十分な注意が必要です．

● 3．抗がん剤を投与する患者側の悪心・嘔吐のリスク因子

　抗がん剤投与で誘発される悪心・嘔吐のリスク因子のうち，患者

側の要因としては，年齢（若年者），性別（女性），飲酒習慣（なし），乗り物酔いの既往（あり），妊娠時悪阻の経験，前治療時の悪心・嘔吐の経験，副作用への不安，などがあげられている．

高度および中等度催吐性抗がん剤を投与する患者を対象としたパロノセトロンの国内第2相試験，第3相試験の統合解析の結果[12]では，急性期の嘔吐性事象（嘔吐あり，もしくは制吐薬の救済治療あり）と関連する因子として，年齢（55歳未満），性別（女性），飲酒習慣（なし），喫煙歴（なし）が抽出された．また，これらのリスク因子の該当数が0個の場合の急性期および遅発期の嘔吐性事象の発現割合は8.9%/39.8%，1個の場合は16.1%/47.2%，2個の場合は29.2%/50.4%，3個の場合は46.2%/54.2%と，リスク因子の数が多いほど嘔吐性事象の発現割合は有意に高いことを示した報告がある．

これらのリスク因子の有無により推奨される制吐療法は確立していないが，患者側のリスク因子を事前に評価し，患者個々に適切な制吐療法を検討することが重要である．

● 4．がん薬物療法による悪心・嘔吐のマネジメントで目指すもの

がん薬物療法による悪心・嘔吐のマネジメントにおける最大目標は悪心・嘔吐の発現予防である．急性の悪心・嘔吐のコントロールが不良であると，遅発性の悪心・嘔吐を誘発しやすくなり[13]，急性・遅発性の悪心・嘔吐のコントロールが不良であると，予測性悪心・嘔吐の発現にもつながる可能性があることから，抗がん剤の催吐リスクと患者のリスク因子もふまえた悪心・嘔吐予防を行う必要がある．

■ 文献

1）Hesketh PJ, Kris MG, Grunberg SM, et al. Proposal for classifying the acute emetogenicity of cancer chemotherapy. J Clin Oncol. 1997; 15: 103-9.

2）Morrow GR, Hickok JT, Burish TG, et al. Frequency and clinical implications of delayed nausea and delayed emesis. Am J Clin Oncol. 1996; 19: 199-203.

3）Kris MG, Gralla RJ, Clark RA, et al. Incidence, course, and severity of delayed nausea and vomiting following the administration of high-dose cisplatin. J Clin Oncol. 1985; 3: 1379-84.

4）日本癌治療学会，編. 制吐薬適正使用ガイドライン 2015 年 10 月. 第 2 版. 東京: 金原出版; 2015.

5）Navari RM. Treatment of breakthrough and refractory chemotherapy-induced nausea and vomiting. Biomed Res Int. 2015; 2015: 595894.

6）National Comprehensive Cancer Network（NCCN）. NCCN Guidelines Antiemesis. Version 2. 2017.

7）Morrow GR, Roscoe JA, Hynes HE, et al. Progress in reducing anticipatory nausea and vomiting: a study of community practice. Support Care Cancer. 1998; 6: 46-50.

8）Roila F, Hesketh PJ, Herrstedt J. Prevention of chemotherapy- and radiotherapy-induced emesis: results of the 2004 Perugia International Antiemetic Consensus Conference. Ann Oncol. 2006; 17: 20-8.

9）Hesketh PJ, Kris MG, Basch E, et al. Antiemetics: American Society of Clinical Oncology Clinical Practice Guideline Update. J Clin Oncol. 2017: doi: 10.1200/JCO.2017.74.4789.［Epub ahead of print］

10）Roila F, Molassiotis A, Herrstedt J, et al. 2016 MASCC and ESMO guideline update for the prevention of chemotherapy- and radiotherapy-induced nausea and vomiting and of nausea and vomiting in advanced cancer patients. Ann Oncol. 2016; 27（suppl 5）: v119-33.

11）Navari RM, Qin R, Ruddy KJ, et al. Olanzapine for the Prevention of Chemotherapy-Induced Nausea and Vomiting. N Engl J Med. 2016; 375: 134-42.

12）Sekine I, Segawa Y, Kubota K, et al. Risk factors of chemotherapy-induced nausea and vomiting: index for personalized antiemetic prophylaxis. Cancer Sci. 2013; 104: 711-7.

13）Italian Group for Antiemetic Research. Dexamethasone alone or in combination with ondansetron for the prevention of delayed nausea and vomiting induced by chemotherapy. N Engl J Med. 2000; 342: 1554-9.

〈矢内貴子　朴 成和〉

II. がん治療時に遭遇しやすい問題: 感染対策

Question 1 どんなときにカテーテル関連血流感染症を疑えばよいですか? また,抗菌薬の使いかたについて教えてください

Answer

- ▶ カテーテル関連血流感染症 (catheter-related bloodstream infection: CRBSI) はカテーテルが挿入された発熱患者では常に疑う.
- ▶ 中心静脈 (central vein: CV) カテーテル, CVポートが挿入されている場合は, 末梢血とカテーテル (ポート) からの逆血採血から同時に同量の血液培養を採取する.
- ▶ CRBSI のエンピリック治療はバンコマイシンと, 患者背景によりグラム陰性桿菌, カンジダのカバー追加を考慮する.
- ▶ 播種病変の可能性を常に考える. 特に, 起因菌が黄色ブドウ球菌であれば感染性心内膜炎の, カンジダであれば眼内炎のチェックを行う.

解説

● 1. CRBSI は発熱患者でカテーテルが挿入されていれば疑う

CRBSI は肺炎, 尿路感染症, 手術部位感染症とともに院内で起きる発熱の主要な原因の一つである. CRBSI の症状として最も感度が高いのは発熱 (特に悪寒や戦慄を伴う場合) であるが, 特異度が低い. 特異度が高い所見としてカテーテル刺入部位の発赤, 圧痛, 膿性分泌物があげられるが, これらは CRBSI の 3% ほどにしかみられない[1]. したがって, カテーテルの刺入部位に感染所見がないという理由で CRBSI を否定することはできない. カテーテルが挿入されている発熱患者では, 発熱の鑑別として常に CRBSI を

考えておく必要がある.

また，血液培養で黄色ブドウ球菌，コアグラーゼ陰性ブドウ球菌，カンジダ属が陽性となり，そのほかに感染源を認めない場合はCRBSI の疑いが強くなる.

CRBSI のマネジメントについては米国感染症学会（Infectious Diseases Society of America: IDSA）から 2009 年にガイドライン[2]が発表されており，現在改訂中である.

● 2. CV カテーテル，CV ポートが挿入されている場合は，末梢血とカテーテル（ポート）からの逆血採血から同時に同量の血液培養を採取する

CRBSI の確定診断には，少なくとも 1 セットの血液培養とカテーテル先端培養から同じ微生物が検出されることが必要であるが，カテーテル先端の培養はカテーテルを抜去しないと提出できない．がん診療では抗がん剤投与経路，中心静脈栄養などの目的でなるべくカテーテルを温存したい場面が数多くある．カテーテルを抜去せずに CRBSI を診断するには，抗菌薬投与前に末梢静脈とカテーテルから 1 セットずつ，同時に同量の血液培養を提出する．カテーテル血の方が末梢血よりも 2 時間以上早く培養陽性となった場合，もしくは血液を定量培養して，カテーテル血から検出されたコロニー数が末梢血のコロニー数の 3 倍以上であった場合，CRBSI と確定診断できる．前者の方法は differential time to positivity（DTP）とよばれ，前述の IDSA のガイドラインにも掲載されている．カテーテル先端の培養と血液培養の一致をゴールドスタンダードとすると，DTP 法の感度・特異度は短期留置カテーテルでは 81%・92%，長期留置カテーテルでは 93%・75% であった[3].

もちろんカテーテル抜去が可能であれば抜去することが望ましく，その場合カテーテル先端の培養だけでなく血液培養を提出する．CV ポートを抜去した場合には，カテーテル先端よりもポートリザーバー内容物の培養の方が感度がよい[2].

カテーテルを抜去する場合も温存する場合も CRBSI の診断には血液培養が重要であり，先行抗菌薬の投与があると正確な判断ができなくなる．CRBSI を疑った時は，抗菌薬開始前に血液培養を採取する必要がある．また，CRBSI を疑う状況ではないのにカテーテル抜去時にカテーテル先端の培養を提出することは意味がないので，行わない．

● 3．CRBSI のエンピリック治療はバンコマイシンと，患者背景によりグラム陰性桿菌，カンジダのカバー追加を考慮する

CRBSI の原因菌はコアグラーゼ陰性ブドウ球菌（coagulase negative staphylococci：CNS），黄色ブドウ球菌が 50 ～ 80%[4, 5] を占めるため，エンピリック治療はこれらをカバーするためにバンコマイシンを投与する．リネゾリドはバンコマイシン耐性腸球菌などの治療に用いる薬剤であり，エンピリック治療には使用しない．

そのほか，患者の臨床的重症度や保菌状況，好中球減少などの危険因子などに応じて緑膿菌のようなグラム陰性桿菌，カンジダのカバーなど追加の治療を検討する．

● 4．播種病変の可能性を常に考える．特に，黄色ブドウ球菌であれば感染性心内膜炎の，カンジダであれば眼内炎のチェックを行う

起因菌が判明し，CRBSI の診断が確定した後は起因菌ごとの最適治療を行う．

CRBSI の治療は播種病変の有無によって大きく異なるので，常に感染性心内膜炎，化膿性血栓性静脈炎，椎体炎などの播種病変の可能性を考えておく必要がある．特に治療開始 72 時間以内に解熱しない例，血液培養が陰性化しない例，血管内に異物（カテーテルを含む）がある例ではリスクが高く，これらを複雑性とよぶ．複雑性の CRBSI では 4 ～ 6 週間と非複雑性に比べて治療期間が長期になる．治療期間は血液培養が陰性化した日を 1 日目とする．

■1 起因菌が黄色ブドウ球菌の場合

カテーテルの抜去，血液培養の陰性化確認に加え，感染性心内膜炎除外のために心エコーが推奨される．化膿性血栓性静脈炎や椎体炎，深部膿瘍などの播種病変も起こしやすいので常に播種病変の可能性を考える．メチシリン感受性であれば，最適治療はセファゾリンであるので，バンコマイシンから速やかにセファゾリン（腎機能正常であれば2g 8時間ごと）へ変更する．治療期間は4～6週間であるが，非複雑性で播種病変がなければ治療期間の短縮（最低14日）も考慮できる．

■2 起因菌が CNS の場合

Staphylococcus lugdunensis は CNS の中でも病原性が強く黄色ブドウ球菌と同様の対応が必要とされる．*Staphylococcus lugdunensis* 以外であれば，カテーテル抜去，血液培養再検のみで経過観察することも可能である．抗菌薬を投与する場合，非複雑性の治療期間はカテーテルを抜去していれば5～7日，カテーテルを温存する場合は抗菌薬ロック療法を併用して10～14日となる．

■3 起因菌がカンジダの場合

カンジダ血症では眼内炎の合併が16％でみられる[6]という報告もあり，カテーテル抜去，血液培養の陰性化確認に加え眼科診察を行う．非複雑性の治療期間は14日である．

適切な抗菌薬開始後72時間以降も菌血症が持続している場合は抗菌薬の変更よりも播種性病変の存在を考えるべきである．カテーテルを温存していればカテーテルを抜去し，血栓性静脈炎，感染性心内膜炎，椎体炎，膿瘍，眼内炎などの播種病変を検索する．*Bacillus* spp. の CRBSI ではアミノ酸製剤がリスク因子[7]とされており，点滴ライン全体を交換することで菌血症がコントロールできる場合もある．

播種病変がみつかった場合，治療期間はそれぞれの病変に合わせたものとなる．

■ 文献

1) Safdar N, Maki DG. Inflammation at the insertion site is not predictive of catheter-related bloodstream infection with short-term, noncuffed central venous catheters. Crit Care Med. 2002; 30: 2632-5.

2) Mermel LA, Allon M, Bouza E, et al. IDSA guidelines for intravascular catheter-related infection. Clin Infect Dis. 2009; 49: 1-45.

3) Raad I, Hanna HA, Alakech B, et al. Differential time to positivity: a useful method for diagnosing catheter-related bloodstream infections. Ann Intern Med. 2004; 140: 18-25.

4) National Nosocomial Infections Surveillance System National Nosocomial Infections Surveillance (NNIS) System Report, data summary from January 1992 through June 2004, issued October 2004. Am J Infect Control. 2004; 32: 470-85.

5) Tao F, Jiang R, Chen Y, et al. Risk factors for early onset of catheter-related bloodstream infection in an intensive care unit in China: a retrospective study. Med Sci Monit. 2015; 21: 550-6.

6) Pappas PG, Kauffman CA, Andes DR, et al. Clinical practice guideline for the management of candidiasis: 2016 update by the Infectious Diseases Society of America. Clin Infect Dis. 2016; 62: e1-50.

7) Sakihama T , Tokuda Y. Use of peripheral parenteral nutrition solutions as a risk factor for bacillus cereus peripheral venous catheter-associated bloodstream infection at a Japanese tertiary care hospital: a case-control study. Jpn J Infect Dis. 2016; 69: 531-3.

〈明貝路子　倉井華子〉

II. がん治療時に遭遇しやすい問題：感染対策

Question 2
発熱性好中球減少症のマネジメントについて教えてください

Answer
- 発熱性好中球減少症（febrile neutropenia：FN）の定義を理解する．
- FN はがん化学療法における「緊急症」である．
- FN 重症化リスクを考慮し，必要な検査後に速やかに抗菌薬を開始する．
- G-CSF 製剤の適正使用には，一次予防的投与，二次予防的投与，治療的投与がある．

解説

1. 発熱性好中球減少症（febrile neutropenia：FN）の定義を理解する

　がん化学療法を行う際の注意すべき有害事象の一つとして骨髄抑制がある．特に好中球減少を呈すると発熱の危険性が高くなる．原因の一つとして感染症があげられるが，その感染源や起因微生物が臨床的に同定できる確率は 10 ～ 30％と少なく，多くは原因不明である[1]．このような状態に広域スペクトラムの抗菌薬を速やかに投与することで死亡率が低下することが知られ，FN という病名が提唱された[2]．その定義は，「好中球数」と「体温」によって規定されている．主要なガイドラインでの定義はさまざまであるが 表1 ，日本癌治療学会「G-CSF 適正使用ガイドライン 2013 年版」では，多くの臨床試験で用いられる CTCAE v4.0 と日本臨床腫瘍学会「発熱性好中球減少症（FN）診療ガイドライン」[3] の定義を参考に「腋

がん治療時に遭遇しやすい問題：感染対策

表1 発熱性好中球減少症の定義

（日本癌治療学会．G-CSF 適正使用ガイドライン 2013 年版[4] を改変）

	ESMO	IDSA	NCCN	CTCAE v4.0	JSMO	JSCO
発熱の程度	腋窩体温 > 38℃が1時間以上持続	口腔内体温 ≧ 38.3℃ or ≧ 38.0℃が1時間以上持続	口腔内体温 ≧ 38.3℃ or ≧ 38.0℃が1時間以上持続	体温 ≧ 38.3℃ or ≧ 38.0℃が1時間以上持続	腋窩体温 ≧ 37.5℃ or 口腔内体温 ≧ 38.0℃	腋窩体温 ≧ 37.5℃
好中球数の程度	ANC < 500μL	ANC < 500μL or 48時間以内に< 500/μLを予測できる	ANC < 500μL or ANC < 1,000 μLで48時間以内に< 500/μLを予測できる	ANC < 1,000 μL	ANC < 500μL or ANC < 1,000 μLで48時間以内に< 500/μLを予測できる	ANC < 500μL or ANC < 1,000 μLで48時間以内に< 500/μLを予測できる

ESMO: European Society for Medical Oncology
IDSA: Infectious Disease Society of America
NCCN: National Comprehensive Cancer Network
CTCAE: Common Terminology Criteria for Adverse Events
JSMO: Japanese Society of Medical Oncology
JSCO: Japan Society of Clinical Oncology

腋窩体温 37.5 度以上で好中球数 500/μL 未満, または好中球数 1,000/μL 未満で 48 時間以内に 500/μL 未満を予測できる状態」としている[4]．後述する抗菌薬の経験的（エンピリック）治療を行うべきか選別する目安であるが，厳格にこの定義を満たしていない場合でも個々の患者の状態や病態を考慮して診療にあたることが重要である．

● 2．FN はがん化学療法における「緊急症」である

好中球減少の程度が高度になるほど重篤な感染症を引き起こす危険性が高まる[5]．好中球減少時には，患者側要因（担がん状態による免疫機能低下，腫瘍による皮膚・粘膜バリア機構の障害，管腔臓器［消化管，気道，胆管，尿管など］の通過障害など）と治療的要因（骨髄機能低下，皮膚・粘膜バリア障害，カテーテルなど人工物留置など）が複雑に重なり，菌血症や肺炎，腸炎などを呈し，その結果，重篤な敗血症や多臓器不全を起こし致命的になる危険があ

る．FN で入院中の患者のうち 9.5% が死亡に至る報告もあり[6]，化学療法施行中の患者では治療前の評価・対策や発症時の速やかな対応が求められるがん化学療法における「緊急症」である．

● 3. FN 重症化リスクを考慮し，必要な検査後に速やかに抗菌薬を開始する

化学療法の多様化がすすみ，治療の場の多くは外来が主体となってきている．FN の管理も外来での初期対応が重要となり，なかでも前述の「緊急症であること」を考慮すると FN の重症化リスクを適切に評価し速やかな対応が必要となる．FN のリスク評価には Multinational Association for Supportive Care in Cancer scoring system（MASCC スコア）がありその妥当性が示されている 表2．スコアは合計 26 点，21 点以上を低リスク症例，20 点以下を高リス

表2 Multinational Association for Supportive Care in Cancer (MASCC) スコア

(Klastersky J, Paesmans M, Rubenstein EB, et al. The Multinational Association for Supportive Care in Cancer risk index: a multinational scoring system for identifying low-risk febrile neutropenic cancer patients. J Clin Oncol. 2000; 18: 3038)

項目	スコア
・臨床症状（次の中から 1 つ選ぶ） 　症状なし 　軽度の症状 　中等度の症状	5 5 3
・血圧低下なし	5
・慢性閉塞性肺疾患なし	4
・固形腫瘍または真菌症既往のない血液疾患	4
・脱水症状なし	3
・発熱時外来	3
・60 歳未満	2

II がん治療時に遭遇しやすい問題: 感染対策

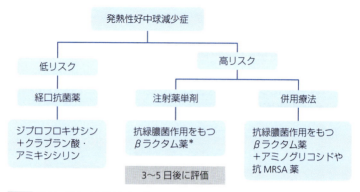

図1 FN に対する初期治療の概要
* セフェピム, カルバペネム, タゾバクタム・ピペラシリン, セフタジジムなど

ク症例とし治療にあたる 図1 . MASCC リスク評価以外にも FN の既往, 重要臓器障害の有無など, 他のリスク因子も合わせ, 個別にリスク評価を行うことが重要である.

発症後, 速やかな抗菌薬による治療が必要であるが, 適切な検査も同時に重要であり, 全血球計算, 生化学検査, そして2セット以上の静脈血培養検査, 臨床症状を有する臓器や感染巣を疑う臓器の画像検査や培養検査が必須となる.

抗菌薬はエンピリックに開始し, リスクに合わせ経口的や経静脈的に投与する. 使用する抗菌薬の選択には, FN を起こす頻度の高い原因微生物, また重症化の懸念される微生物を考慮し, グラム陰性桿菌(緑膿菌, 大腸菌など)やグラム陽性菌(コアグラーゼ陰性ブドウ球菌, 黄色ブドウ球菌, 連鎖球菌など)への選択性を考慮することになる. 実際には, エンピリックにグラム陰性桿菌を抗菌スペクトラムに含む β ラクタム薬を使用するが, 自施設でのアンチバイオグラムを参考にすることや感染巣が明らかな場合, その部位に好発する微生物を考慮することも必要である. 3〜5日で臨床的再評価を行い治療方針を調整する. 好中球数減少が遷延する場合は真

菌感染症も考慮する必要がある[3].

● 4. G-CSF 製剤の適正使用には，一次予防的投与，二次予防的投与，治療的投与がある

「G-CSF 適正使用ガイドライン」を参考に説明する 図2．一次予防的投与は，「抗がん薬治療の1コース目から FN を予防する目的で，好中球減少や発熱を確認することなく G-CSF を投与すること」と定義されている．一次予防的投与の目的としては，FN 予防のための投与と治療強度の増強・維持のための投与が含まれる．FN 発症率20%以上を基準として，G-CSF 一次予防的投与を推奨されている．これは ASCO（2006年版）[7]，EORTC（2010年版）[8]，NCCN（2011年版）[9] の各ガイドラインに準じたものであるが，20%という閾値は厳密なエビデンスに基づいたものではないため，FN 発症率20%未満のレジメンについての G-CSF の意義については今後の検討課題とし，10〜20%のレジメンについては FN 発症または重症化リスク因子の有無に基づく個別の判断を重視している．種々の固形腫瘍の化学療法において，FN の発症率20%の報告があるレジメンのリストが掲げられているので参考にしていただきたい．発症頻度の少ない治療法や症状緩和目的の治療では一次予防的投与は推奨されない．

二次予防的投与は，「抗がん薬治療において前コースで FN を生じたり，遷延性の好中球減少症で投与スケジュールの延期が必要となった場合に，次コースで予防的に G-CSF を投与すること」と定義される．二次予防的投与により，FN などによる入院期間の短縮が報告されている[10]．生存期間の延長を示した研究はなく，化学療法により治癒の期待される胚細胞腫瘍，絨毛がん，乳がんの術後化学療法などを除いては，通常は治療薬の適切な減量やスケジュール変更の検討が望まれる．

治療的投与については，予防投与に比べてエビデンスが乏しく，生存期間の延長が十分に証明されていない．そのためルーチンには

II がん治療時に遭遇しやすい問題：感染対策

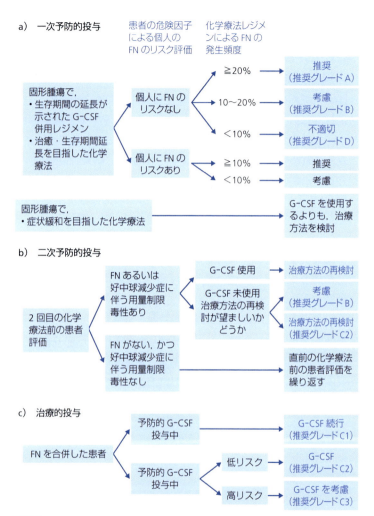

図2 G-CSF 適正使用（一次予防的投与，二次予防的投与，治療的投与）
（日本癌治療学会．G-CSF 適正使用ガイドライン 2013 年版[4]を改変）

G-CSF の治療的投与をすべきでないとしている．一方，好中球減少症の期間は FN 患者の重篤な合併症のリスク因子とされていることから，高リスクの患者に対する G-CSF の治療的投与は，重篤な合併症発症の低減が期待できる．FN の入院患者の死亡率についての独立したリスク因子として，真菌感染症，グラム陰性菌敗血症，肺炎と他の肺疾患，脳血管障害，肝・腎機能障害などがある[11]．また NCCN ガイドライン（2016 ver. 2)[12] では，感染合併症や予後不良のリスク因子として，65 歳以上，敗血症症候群，高度（ANC < $100/\mu$L）または遷延する（> 10 日）好中球減少，肺炎，侵襲性真菌感染症あるいは臨床的に確認できる感染，入院，レジメンの異なる先行化学療法における FN の既往歴をあげている．MASCC リスク因子を含め，これらのリスク因子を確認し，G-CSF の予防投与を受けていない FN 患者について，G-CSF の治療的投与を検討することが望まれる．

■文献

1) Freifeld AG, Bow EJ, Sepkowitz KA, et al. Clinical practice guideline for the use of antimicrobial agents in neutropenic patients with cancer: 2010 update by the infectious diseases society of america. Clin Infect Dis. 2011; 52: e56-93.

2) Klastersky J. Febrile neutropenia. Curr Opin Oncol. 1993; 5: 625-32.

3) 日本臨床腫瘍学会. 発熱性好中球減少症（FN）診療ガイドライン. 東京: 南江堂; 2012.

4) 日本癌治療学会. G-CSF 適正使用ガイドライン 2013 年版. 東京: 金原出版; 2013.

5) Bodey GP, Buckley M, Sathe YS, et al. Quantitative relationships between circulating leukocytes and infection in patients with acute leukemia. Ann Intern Med. 1966; 64: 328-40.

6) Kuderer NM, Dale DC, Crawford J, et al. Mortality, morbidity, and cost associated with febrile neutropenia in adult cancer patients. Cancer. 2006; 106: 2258-66.

7) Smith TJ, Khatcheressian J, Lyman GH, et al. 2006 up-date of recommendations for the use of white blood cell growth factors: an

evidence-based clinical practice guideline. J Clin Oncol. 2006; 24: 3187.

8) Aapro MS, Bohlius J, Cameron DA, et al. 2010 update of EORTC guidelines for the use of granulocyte-colony stimulating factor to reduce the incidence of chemotherapy-induced febrile neutropenia in adult patients with lymphoproliferative disorders and solid tumours. Eur J Cancer. 2011; 47: 8.

9) NCCN Clinical Practice Guidelines in Oncology-Myeloid growth factors: version 1, 2012.

10) Haim N, Shulman K, Goldberg H, et al. The safety of full-dose chemotherapy with secondary prophylactic granulocyte colony stimulating factor (G-CSF) following a prior cycle with febrile neutropenia. Med Oncol. 2005; 22: 229.

11) Kuderer NM, Dale DC, Crawford J, et al. Mortality, morbidity, and cost associated with febrile neutropenia in adult cancer patients. Cancer. 2006; 106: 2258-66.

12) NCCN Clinical Practice Guidelines in Oncology-Myeloid growth factors: version 2. 2016.

〈内野慶太〉

II. がん治療時に遭遇しやすい問題：感染対策

3 難治性の下痢の場合，どういった感染症を疑えばよいですか？

Answer

▶ 複雑性下痢症に該当する場合は感染症を疑い積極的に検査する．

▶ 適切な対応を行っても非複雑性下痢症が 24〜48 時間以上持続する場合は感染症を疑い検査する．

▶ 抗菌薬投与中の患者では，*Clostridium difficile*（CD）腸炎を念頭に便培養に加えて便中 CD トキシンのチェックを行う．

▶ 抗がん剤や免疫抑制効果のある薬剤を投与中の患者は，サイトメガロウイルス腸炎の合併を疑い，内視鏡検査を検討する．

解説

● 1. はじめに

化学療法中の患者の下痢（cancer-treatment induced diarrhea：CTID）は QOL を著しく低下させるだけでなく，治療困難や治療継続の拒否につながる．また，下痢が重症化すると，高度の脱水から腎不全，電解質異常，循環不全など，致死的な状況に至る危険性がある．さらに，好中球減少時に下痢が発症すると敗血症を続発する危険があるため，十分な対応が必要となる．CTID は複雑性下痢症と非複雑性下痢症に分かれ，複雑性は CTCAE で Grade 3, 4 の下痢，あるいは Grade 2 で次にあげる症状をどれか一つでも伴うものとされる：痙攣，Grade 2 以上の悪心・嘔吐，PS 低下，発熱，敗血症，白血球減少，明らかな出血，脱水[1]．

II　がん治療時に遭遇しやすい問題: 感染対策

● 2．化学療法中の下痢の原因

　腸管粘膜上皮細胞は活発に分裂・増殖を繰り返しており，抗がん剤や放射線による障害を受けやすく，腸管粘膜上皮細胞の障害が下痢の主な原因となっている．下痢を起こしやすい抗がん剤として，irinotecan（CPT-11），フッ化ピリミジン系製剤，cytarabine，doxorubicin，methotrexate（高用量）などがあげられるが，特に消化器がんにおいて投与される CPT-11 および fluorouracil（5-FU）で発現頻度が高い．その他，がん患者の下痢の原因として，胃摘出手術後や開腹手術後，がん性腹膜炎による腸の癒着，薬剤性大腸炎，経管栄養剤，悪液質（低栄養状態），不安などの精神的要因がある[1]．24〜48 時間以上遷延化する下痢や，発熱や炎症所見を伴う下痢を認めた場合は感染症を疑うことが重要であり，特に注意をはらうべき疾患が，Clostridium difficile 腸炎（CD 腸炎）とサイトメガロウイルス腸炎である．

Memo

遅発性下痢とは？

　抗がん剤自体やその代謝物が腸粘膜上皮の絨毛を萎縮，脱落させることにより投与後数日から 14 日ほど経ってから出現します．頻回で持続期間も数日以上となり，腸内細菌叢の変化や粘膜の防御機構の低下を引き起こすため，骨髄抑制の時期と重なった場合は重篤な感染症を合併して致死的な症状となることもあるので特に注意してください．

● 3. 化学療法中の下痢に対する一般的対策

　がん治療に伴う下痢治療のガイドラインに関しては海外の報告がある[1]．下痢の重症度を評価し 表1，Grade 1/2 で危険因子（腹痛，悪心・嘔吐，PS の低下，発熱，敗血症，好中球減少，出血傾向，脱水）がない場合はロペラミドの投与を推奨している．また，ロペ

表1 下痢の有害事象共通用語基準

(National Cancer Institute. Common Terminology Criteria for Adverse Events [CTCAE] v4.0[3] より)

Grade 1	ベースラインと比べて＜4回/日の排便回数増加；ベースラインと比べて人工肛門からの排泄量が軽度に増加
Grade 2	ベースラインと比べて4～6回/日の排便回数増加；ベースラインと比べて人工肛門からの排泄量が中等度増加
Grade 3	ベースラインと比べて7回以上/日の排便回数増加；便失禁；入院を要する；ベースラインと比べて人工肛門からの排泄量が高度に増加；身の回りの日常生活動作の制限
Grade 4	生命を脅かす；緊急処置を要する
Grade 5	死亡

ラミドを投与しても48時間以内に下痢が改善しない場合，危険因子がある場合，Grade 3以上の下痢の場合はオクトレオチドの投与を推奨している[2]．感染症の合併が明らかとなった場合は，各疾患の治療に応じた対応が必要である．以下に特に注意すべき感染症である *Clostridium difficile* 腸炎とサイトメガロウイルス腸炎について述べる．

●4. *Clostridium difficile*腸炎（CD腸炎）；*Clostridium difficile* infection（CDI）[4, 5]

CD腸炎（またはCDI）は通常，臨床症状がありかつ糞便検体にてCDトキシン検査を行い陽性となった場合に診断される．CDの産生する毒素にはトキシンAとトキシンBがあり，下痢原性はトキシンAに強く，細胞障害性はトキシンBに強い．便中トキシン検査陽性の代わりに，内視鏡にて偽膜性腸炎の所見を確認して診断してもよいが偽膜形成は50％以下である．抗菌薬投与下，または抗菌薬投与後がリスクとなる．発熱，腹痛，イレウスをきたす場合もあり，この場合下痢を伴わないため不明熱の原因ともなり得る．

特に入院中で抗菌薬投与歴がある場合に，他の原因がはっきりしない場合で末梢血白血球数が 15,000/μL を超える場合には，下痢を認めなくても CDI を鑑別疾患の一つとして考慮する．便中 CD トキシン検査感度は，一般的に 60 〜 80% 程度であり，検査陰性のみで必ずしも疾患を否定できない．検査結果が陰性でも，状況によっては，臨床状況も含めた総合判断が必要となる．CD をターゲットとした培養方法もあるが，培養方法が市中の一般的な腸炎原因菌の検出法と異なることに加え，トキシン非産生株も存在するため，結果の解釈に注意を要する．

治療の原則は，可能な限り投与中の抗菌薬を中止することと，軽症から中等症までの初発例では，メトロニダゾール（MNZ）経口 1 回 250mg 1 日 4 回または経口 1 回 500mg 1 日 3 回を 10 〜 14 日間内服が推奨される．再発例では中等症までは初回と同じ治療が推奨され，重症例や 2 回目以降の再発例ではバンコマイシン（VCM）経口 1 回 125 〜 500mg 1 日 4 回 14 日間が推奨される[5]．

● 5. サイトメガロウイルス（CMV）腸炎[6]

CMV はヘルペスウイルス科の DNA ウイルスで，多くは不顕性感染で潜伏感染状態を維持する．本邦では成人の 80 〜 90%がすでに抗体陽性といわれており，宿主が免疫不全状態になると再活性化が起こる．消化管は CMV 再活性化の好発臓器で CMV 感染症はすべての消化管に発症し得る．下部消化管病変では下痢，血便，腹痛をきたし，発熱などの全身症状を伴うことも多い．CMV 感染の診断は，血中ウイルス特異的 IgM 抗体測定や血中 CMV antigenemia 法が一般的であるが，CMV 腸炎の診断基準は，①消化器症状，②消化管病変（潰瘍・びらんなど），③組織中のウイルスの証明の 3 つを満たすことが必要で，③については血中 CMV antigenemia 陽性でも臨床上診断可能とされている．組織中のウイルス証明については，核内封入体の証明，モノクローナル抗体を用いた免疫染色，PCR 法などがあるが，核内封入体の陽性率は低く PCR 法が高感度

である.

　治療は，重症例では絶食による腸管安静と輸液管理が必要で，治療薬はガンシクロビル 5mg/kg を 12 時間ごとに 2 週間点滴静注し以後は症状や内視鏡所見をみて判断する．ガンシクロビルには骨髄抑制や腎障害などの重篤な副作用があるため，治療の必要性を十分に検討したうえで使用する．その他，治療抵抗例にはホスカルネットや抗 CMV 高力価グロブリン製剤の投与が行われる．CMV 腸炎の場合，維持療法は行わず臨床症状の改善をもって終了とすることが多い．

　近年注目される免疫チェックポイント阻害薬による下痢は，免疫機序を介した有害事象で炎症性腸疾患類似の病態を呈します．平均治療開始後 6 週間ごろに発症し，抗 PD-1 抗体よりも抗 CTLA-4 抗体でみられることが多いです．Grade 3 ～ 4 の頻度は 10％未満であるがすべての Grade で腸炎から穿孔をきたす可能性があるため注意が必要です．重症の場合には大量ステロイド療法や炎症性腸疾患の治療に準じてインフリキシマブを投与します[7]．

■文献

1) Benson AB 3rd, Ajani JA, Catalano RB, et al. Recommended guidelines for the treatment of cancer treatment-induced diarrhea. J Clin Oncol. 2004; 22: 2918-26.
2) 後藤慶子. 消化器症状に対するアプローチ・下痢. In: 山本　昇, 他編. がん診療レジデントマニュアル. 第 7 版. 東京: 医学書院; 2017. p.419-22.
3) National Cancer Institute. Common Terminology Criteria for Adverse Events (CTCAE) v.4.0.
4) 松本主之, 藤澤律子, 河内修司, 他. 感染性腸炎―最近の動向と知見 Clostridium difficile 感染症. 胃と腸. 2008; 43: 1629-36.
5) 大西健児, 相野田祐介, 今村顕史, 他. JAID/JSC 感染症治療ガイドライン 2015 ―腸管感染症―. 日化療会誌. 2015; 64: 31-65.
6) 大川清孝, 上田　渉, 佐野弘治, 他. 感染性腸炎―最近の動向と知見　サイ

トメガロウイルス腸炎. 胃と腸. 2008; 43: 1653-62.

7) 福島　聡. 免疫チェックポイント阻害剤による有害事象. 日臨免疫会誌. 2016; 39: 30-6.

〈大澤　恵〉

II. がん治療時に遭遇しやすい問題: 感染対策

抗がん剤による間質性肺炎と呼吸器感染の鑑別はどのようにすればよいですか？

Answer

▶ 薬剤性肺障害の画像所見は非特異的である．

▶ がん患者は免疫能低下がみられ，ニューモシスチス肺炎やサイトメガロウイルス肺炎など，間質性肺炎との鑑別が画像上難しい日和見感染症も鑑別しなければならない．

▶ 基本的に薬剤性肺障害の診断は除外診断である．鑑別するためには，薬剤投与との時間的関連を含めた詳細な病歴を聴取し，喀痰培養や各種迅速検査を行い，積極的に気管支鏡検査の適応を検討する．

▶ DLST の結果のみで薬剤性肺障害の診断・除外，原因薬剤の特定を行うのは避けるべきである．

解説

● 1. 薬剤性肺障害について

抗がん剤による間質性肺炎も他の薬剤によるものと同様，いわゆる薬剤性肺障害である．薬剤性肺障害とは，薬剤を投与中に起きた呼吸器系の障害の中で，薬剤と関連があるものと定義される[1]．

薬剤性肺障害の診断は疾患特異性の高いマーカーがなく，画像所見も非特異的であることから，診断には常にその可能性を念頭に置き，臨床症状，検査所見などを総合的に判断することが必要である．薬剤性肺障害の診断基準は，1. 原因となる薬剤の接種歴がある，2. 薬剤に起因する臨床病型の報告がある，3. 他の原因疾患が否定される，4. 薬剤の中止により病態が改善する，5. 再投与によ

II　がん治療時に遭遇しやすい問題：感染対策

り増悪する，である[2]．

　日本人の非小細胞肺がん患者を対象としたケースコントロールス
タディにおいて，（1）55歳以上，（2）performance status 2以上，
（3）喫煙，（4）正常肺領域が50％未満，（5）既存の間質性肺疾患，
（6）心疾患の合併，が薬剤性肺障害の危険因子であったことが報告
されている[3]．

1 症状

　症状としては乾性咳嗽，呼吸困難，発熱など非特異的である．全
身症状は細菌性肺炎に比べ軽い傾向にある．自覚症状がないことも
しばしばみられる．

2 検査所見

　上記のように自覚症状がみられないこともあり，胸部X線画像
や胸部CT画像を契機として発見されることがある．画像所見とし
ては，非区域性の斑状ないしびまん性のすりガラス陰影や浸潤影を
呈する[4~6]．小葉内網状陰影がみられることもあり，小葉間隔壁の
肥厚を伴うことも稀ではない[4]．画像パターンを類似性に基づいて分
類すると，DAD（diffuse alveolar damage びまん性肺胞障害），OP
（organizing pneumonia 器質化肺炎），NSIP（non-specific intersti-
tial pneumonia 非特異性間質性肺炎），AEP（acute eosinophilic
pneumonia 急性好酸球性肺炎），HP（hypersensitivity pneumonia
過敏性肺炎）などに分けられ，画像のみで他の疾患との鑑別診断に
は限界がある．これらの中で，DADパターンを呈する症例は予後
不良とされ，予後を予測する上でDADの画像パターンを見極める
ことが重要である．

　血液検査ではKL-6などの間質性肺炎のバイオマーカーが，診断
に有用である場合がある．ただし，少し分類が異なるもののKL-6
はDADやCIP（chronic interstitial pneumonia 慢性間質性肺炎）
パターンで上昇するが，BOOP（bronchiolitis obliterans organizing
pneumonia OPを伴う閉塞性細気管支炎），EP，HPパターンでは
上昇しないことが報告されている 図1 [7]．逆に，肺がん，膵がん，

82

乳がんなどの腫瘍で上昇する可能性があること[8],ニューモシスチス肺炎やサイトメガロウイルス肺炎で高値となるため注意が必要である.またSP-A,SP-Dに関しては,細菌性肺炎でも偽陽性となる可能性がある[9].予後予測に関しては,IPF(idiopathic pulmonary fibrosis 特発性肺線維症)において治療開始後もKL-6高値持続例は予後不良であったことが報告されているが[10],薬剤性肺障害においてもKL-6が不変あるいは増加例で予後不良である可能性が示唆されている[7].

気管支鏡検査は呼吸器感染症や原疾患の進行など,他疾患の除外に有用であるが,やはり気管支肺胞洗浄液所見,肺病理組織所見ともに薬剤性肺障害に特徴的なものはなく,その結果は多彩である[11,12].

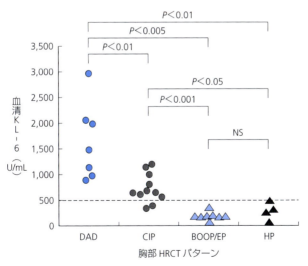

図1 薬剤性肺障害における画像パターンとKL-6値の関係

(Rossi SE, et al. Radiographics. 2000; 20: 1245-59[6] より改変)
KL-6値は,BOOP/EPやHPパターンと比較しDAD,CIPパターンで有意に上昇を認める.

II　がん治療時に遭遇しやすい問題: 感染対策

　近年，多くのがん種に適応が拡大されつつある免疫チェックポイント阻害薬であるが，その薬剤性肺障害は多様性に富むことが明らかになってきている．肺がんにおいては市販後調査の中間解析で，ニボルマブによる間質性肺疾患の頻度は5.8％であり，治療開始後発症までの期間は中央値で40日，範囲は2～246日であった[13]．画像パターンとしてはOPパターンが多いがDADパターンもみられ，さらには非従来型の肺障害（腫瘍周囲のすりガラス陰影，放射線肺線維症周囲の陰影，患側優位の肺障害，既存肺感染症の増悪）が起こりうる[14]．発症の危険因子としては，①75歳以上，②胸部CT画像で異常所見の存在，③2次治療での使用，があげられている[13]．また，radiation recall pneumonitisの報告例もあり，以前の放射線治療歴についても注意が必要である[15]．

Memo

薬剤リンパ球刺激試験（drug lymphocyte stimulation test: DLST）

　薬剤に感作されたリンパ球の有無を評価する方法として，DLSTがあります．しかしながら，薬剤によってはそれ自体にリンパ球増殖作用を有するもの，逆にリンパ球増殖抑制作用を有するものがあり，前者では偽陽性，後者では偽陰性の原因となります．また，近藤は抗がん剤による薬剤性肺障害におけるDLSTの感度は33.3％と報告しており[16]，DLSTの結果をもって薬剤性肺障害の診断・除外，原因薬剤の同定を行うことはあまり推奨できません．

● 2. 薬剤性肺障害のマネジメント

　一般的に，薬剤性肺障害を疑えば被疑薬を中止する（例外でmTOR阻害薬や抗PD-1抗体では，画像所見のみで無症状であれば投与継続し慎重にフォローアップする．詳細は各々の適正使用ガイドラインを参照）．

表1 薬剤性肺障害の重症度分類案

（日本呼吸器学会 薬剤性肺障害の診断・治療の手引き作成委員会, 編. 薬剤性肺障害の診断・治療の手引き. 大阪: メディカルレビュー社: 2012[1] より改変）

重症度	PaO$_2$	治療
軽　症	≧ 80 Torr	被疑薬中止
中等症	60 Torr ≦，< 80 Torr	ステロイド治療
重　症	< 60 Torr（PaO$_2$/FiO$_2$ < 300）	パルス療法＋ステロイド継続投与

治療の対応は概略を示したもので，被疑薬の中止やステロイドにすみやかに反応する時は治療も軽減する.

　薬剤性肺障害の診断・治療の手引き[1] では臨床像，発症機序，呼吸不全の重症度により治療方針を分けているが，前2者の確定は難しいため重症度を目安に決めるとよいと考える（ただしエビデンスがあるわけではない）．中等症ではプレドニゾロン0.5～1.0mg/kg/日で治療開始する．重症ではメチルプレドニゾロン500～1,000mg/日を3日間投与するパルス療法を行い，プレドニゾロン0.5～1.0mg/kg/日で継続する **表1** ．漸減法に関しては定まった基準はない.

● 3. 呼吸器感染症との鑑別法

　薬剤性肺障害の治療には前述のようにステロイドを使用するため，呼吸器感染症との鑑別は重要である．がん患者は免疫能低下がみられ，日和見感染症も鑑別診断に入る．大まかにはconsolidationであれば細菌性肺炎，すりガラス陰影であれば薬剤性肺障害を疑いやすいが，前者であればOPパターンの薬剤性肺障害，後者であればニューモシスチス肺炎やサイトメガロウイルス肺炎を鑑別する必要がある．そのため喀痰での細菌塗抹・培養，抗酸菌塗抹・培養・PCR，ニューモシスチスDNA検査や血清でのプロカルシトニン，β-Dグルカン，尿も含めた各種抗原検査を行うことが必要である．プロカルシトニンの上昇は細菌感染を示唆し[17]，β-Dグルカンの

II がん治療時に遭遇しやすい問題：感染対策

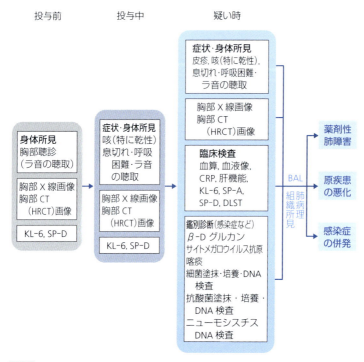

図2 薬剤性肺障害の診断のためのフローチャート

(日本呼吸器学会 薬剤性肺障害の診断・治療の手引き作成委員会，編．薬剤性肺障害の診断・治療の手引き．大阪：メディカルレビュー社：2012[1])より改変)

上昇はニューモシスチス肺炎[18]や真菌感染症を示唆する[19]．また，状態が許せば気管支鏡検査も有用である．喀痰検査では口腔内常在菌混入の可能性があり，気管支鏡検体は診断的価値が高い．また，ニューモシスチス肺炎は，気管支肺胞洗浄液の塗抹標本による菌体の確認が最も迅速な診断方法である．適切に採取された気管支鏡検体において感染症の存在が証明できないのであれば，呼吸器感染は否定してよいと考えられる 図2．

■ 文献

1）日本呼吸器学会 薬剤性肺障害の診断・治療の手引き作成委員会, 編. 薬剤性肺障害の診断・治療の手引き. 大阪: メディカルレビュー社; 2012.

2）Camus P, Fanton A, Bonniaud P, et al. Interstitial ling disease induced by drugs and radiation. Respiration. 2006; 71: 301-26.

3）Kudoh S, Kato H, Nishiwaki Y, et al. Interstitial lung disease in Japanese patients with lung cancer: a cohort and nested case-control study. Am J Respir Crit Care Med. 2008; 177: 1348-57.

4）Akira M, Ishikawa H, Yamamoto S. Drug-induced pneumonitis: thin-section CT findings in 60 patients. Radiology. 2002; 224: 852-60.

5）Vahid B, Marik PE. Pulmonary complications of novel antineoplastic agents for solid tumors. Chest. 2008; 133: 528-38.

6）Rossi SE, Erasmus JJ, McAdams HP, et al. Pulmonary drug toxicity: radiologic and pathologic manifestation. Radiographics. 2000; 20: 1245-59.

7）Ohnishi H, Yokoyama A, Yasuhara Y, et al. Circulating KL-6 levels in patients with drug induced pneumonitis. Thorax. 2003; 58: 872-5.

8）Ishikawa N, Hattori N, Yokoyama A, et al. Utility of KL-6/MUC1 in the clinical management of interstitial lung disease. Respir Investig. 2012; 50: 3-13.

9）Ohnishi H, Yokoyama A, Kondo K, et al. Comparative study of KL-6, surfactant protein-A, surfactant protein-D, and monocyte chemoattractant protein-1 as serum markers for interstitial lung diseases. Am J Respir Crit Care Med. 2002; 165: 378-81.

10）Yokoyama A, Kohno N, Hamada H, et al. Circulating KL-6 predicts the outcome of rapidly progressive idiopathic pulmonary fibrosis. Am J Respir Crit Care Med. 1998; 158: 1680-4.

11）Costabel U, Uzaslan E, Guzman J. Bronchoalveolar lavage in drug-induced lung disease. Clin Chest Med. 2004; 25: 25-35.

12）Limper AH. Chemotherapy-induced lung disease. Clin Chest Med. 2004; 25: 53-64.

13）Kenmotsu H, Sakai F, Kato T, et al. Nivolumab-induced interstitial lung disease（ILD）in Japanese patients with non-small cell lung cancer: a study on risk factors using interim results of post-marketing all-case surveillance. ASCO. 2017.

14）楠本昌彦, 岩澤多恵, 遠藤正浩, 他. 免疫チェックポイント阻害薬による肺障害の画像的特徴. 第57回日本呼吸器学会学術講演会. 2017.

15）Shibaki R, Akamatsu H, Yamamoto N, et al. Nivolmab induced radiation recall pneumonitis after two years of radiotherapy. Ann Oncol. 2017; 28: 1404-5.

II がん治療時に遭遇しやすい問題: 感染対策

16）近藤有好. 薬剤による肺障害. 結核. 1999; 74: 33-41.

17）Limper M, de Kruif MD, Duits AJ, et al. The diagnostic role of procalcitonin and other biomarkers in discriminating infectious from non-infectious fever. J Infect. 2010; 60: 409-16.

18）Karageorgopoulos DE, Qu JM, Korbila IP, et al. Accuracy of β-D-glucan for the diagnosis of Pneumocystis jirovecii pneumonia: a meta-analysis. Clin Microbiol Infect. 2013; 19: 39-49.

19）Hou TY, Wang SH, Liang SX, et al. The screening performance of serum 1,3-beta-D-glucan in patients with invasive fungal diseases: a meta-analysis of prospective cohort studies. Plos One. 2015; 10: e0131602.

〈奥田有香　早田敦志　山本信之〉

II. がん治療時に遭遇しやすい問題: 感染対策

Question 5　がん化学療法におけるB型肝炎ウイルスの再活性化はどう評価して対策すればよいですか？

Answer

- がん化学療法を行うすべての患者に対して治療前にB型肝炎ウイルス（HBV）感染をスクリーニングする．
- HBs抗原陽性者に対してがん化学療法を行う時には，速やかに核酸アナログ製剤の投与を開始する．
- HBV既往感染者に対してがん化学療法を行う時には，HBV DNA量のモニタリングを行い，HBVの増殖を確認した時点で核酸アナログ製剤の投与を開始する．

解説

● 1. がん化学療法を行うすべての患者に対して治療前に HBV 感染をスクリーニングする

　HBV感染患者において免疫抑制・化学療法などによりHBVが再増殖することをHBVの再活性化とよび，その再活性化のリスクは，慢性肝炎例で最も高く，次に非活動性キャリア例，既往感染例の順に高い．HBVの再活性化により肝障害が引き起こされた場合，がん化学療法を中止せざるを得なくなるとともに，時に重症肝炎や劇症肝炎となり，生命が脅かされることもある．したがって，がん化学療法を開始する前には，全例においてHBs抗原を測定し，HBs抗原が陽性の場合には，HBe抗原，HBe抗体，HBV DNA量を測定する必要がある．慢性肝炎では，ALT値が31 IU/L以上でHBV DNA量は3.3log IU/mL以上を示し，非活動性キャリアでは，HBe抗原陰性・HBe抗体陽性でHBV DNA量は3.3log IU/mL未満を

示す．一方，HBs 抗原が陰性の場合には，HBc 抗体および HBs 抗体を測定する．HBs 抗原陰性で HBc 抗体陽性または HBs 抗体陽性である場合は，HBV 既往感染例である．なお，HBs 抗原，HBc 抗体，HBs 抗体は，CLIA 法や CLEIA 法など高感度の測定系で検出し，HBV DNA の定量にはリアルタイム PCR 法を用いる．

● 2. HBs 抗原陽性者に対してがん化学療法を行う時には，速やかに核酸アナログ製剤の投与を開始する

B 型慢性肝炎患者にがん化学療法を行う時には，核酸アナログ製剤の投与を先行させるが，HBV DNA 量が多い場合，核酸アナログ製剤の投与を開始していても劇症肝炎による死亡例の報告があるので，がん化学療法を開始する前に HBV DNA 量を低下させておくことが望ましい．一方，非活動性 HBV キャリアでは，がん治療を開始する前に速やかに核酸アナログ製剤を予防的に投与する．

核酸アナログ製剤投与を開始した後も，HBV DNA 量を 1 〜 3 カ月ごとモニタリングし，HBV の増殖が抑制されていることを確認する必要がある．なお，核酸アナログ製剤としては，長期投与しても薬剤耐性変異が生じにくいエンテカビル（バラクルード®）あるいはテノホビル（テノゼット®，ベムリディ®）が推奨される．

核酸アナログ製剤投与の終了に関しては，B 型慢性肝炎の場合，がん化学療法の有無にかかわらず，核酸アナログ製剤投与が適応となることから，がん化学療法が終了しても，投与を継続する．一方，非活動性 HBV キャリアにおいても，原則，核酸アナログ製剤投与を継続するが，投与を終了する場合は，がん化学療法終了後少なくとも 12 カ月間の投与継続があり，その期間中に ALT の持続正常化と HBV DNA の持続陰性化が必要条件である．なお，核酸アナログ製剤投与の終了後，少なくとも 12 カ月間は ALT，HBV DNA 量を 1 〜 3 カ月ごとモニタリングし，HBV DNA 量が 3.3log IU/mL 以上を示し，ALT 値が 31IU/L 以上となった時点で投与再開とする．

● 3. HBV 既往感染者に対してがん化学療法を行う時には，HBV DNA 量のモニタリングを行い，HBV の増殖を確認した時点で核酸アナログ製剤の投与を開始する

HBV 既往感染者（HBs 抗原陰性で HBc 抗体陽性または HBs 抗体陽性例）では，がん化学療法を開始する前に HBV DNA 量が 1.3log IU/mL 以上の場合，非活動性 HBV キャリアと同様に核酸アナログ製剤を予防投与するが，がん治療前の HBV DNA 量が 1.3log IU/mL 未満の場合は，がん治療中および治療後，HBV DNA 量を 1〜3 カ月ごとモニタリングし，HBV DNA 量が 1.3log IU/mL 以上になった時点でただちに核酸アナログ製剤投与を開始する．

核酸アナログ製剤投与を開始した後も，HBV DNA 量を 1〜3 カ月ごとモニタリングし，HBV の増殖が抑制されていることを確

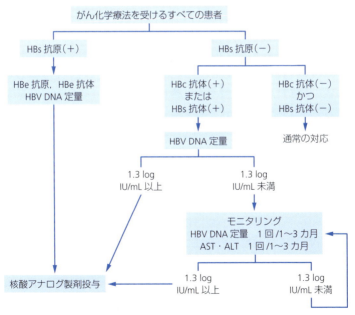

図1 がん化学療法よる HBV 再活性化への対策

認する必要がある．なお，核酸アナログ製剤としては，長期投与しても薬剤耐性変異が生じにくいエンテカビル（バラクルード®）あるいはテノホビル（テノゼット®，ベムリディ®）が推奨されている．

核酸アナログ製剤を終了する場合，がん化学療法終了後少なくとも 12 カ月間は投与を継続し，その期間中に ALT の持続正常化と HBV DNA の持続陰性化がみられる場合である．また，その期間中，HBs 抗原および HB コア関連抗原も持続陰性化していることが望ましい．なお，核酸アナログ製剤投与の終了後，少なくとも 12 カ月間は HBV DNA 量を 1〜3 カ月ごとモニタリングし，経過観察中に HBV DNA 量が 1.3log IU/mL 以上になった場合には，ただちに核酸アナログ製剤投与を再開する 図1 ．

Memo

HB コア関連抗原

HBc 抗原，HBe 抗原，p22cr 抗原の 3 種類の抗原構成蛋白の総称です．肝組織中の HBV cccDNA 量（肝細胞核内にある HBV の全遺伝子で完全閉環二本鎖構造をとっている）と相関しており，核酸アナログ治療中の再燃の予測や治療中止時期の決定の血清マーカーとして有用です．

HBV 再活性化の定義

HBs 抗原陽性例では，HBV DNA 量が 10 倍以上増加した場合，あるいは HBe 抗原が陰性から陽性へ変化した場合と定義されています．一方，既往感染例(HBs 抗原陰性で HBc 抗体陽性または HBs 抗体陽性）では，HBs 抗原が陽性化した場合，あるいは HBV DNA が陰性から陽性へ変化した場合と定義されています．

de novo 肝炎

HBs 抗原陰性で HBc 抗体陽性または HBs 抗体陽性を示す場合は HBV 既往感染とされ，臨床的治癒の状態と考えられていましたが，造血細胞移植や臓器移植などの強い免疫抑制により，既往感染例からも HBV 再活性化による肝炎が出現することが報告され，de novo B 型肝炎とよばれています．通常の B 型急性肝炎に比べて劇症化する頻度が高率で，死亡率も高いことが明らかになっています．

■ 文献

1) 日本肝臓学会肝炎診療ガイドライン作成委員会，編．B 型肝炎治療ガイドライン．第 3 版．2017．

2) European Association for the Study of the Liver. EASL 2017 clinical practice guideline on the management of hepatitis B virus infection. J Hepatol. 2017; 67: 370-98.

〈小林良正〉

Ⅱ．がん治療時に遭遇しやすい問題：感染対策

リンパ浮腫による蜂窩織炎はどう対処すればよいですか？

Answer

- 蜂窩織炎は局所の発赤，腫脹，熱感，疼痛の症状を伴う，リンパ浮腫における頻度の高い合併症の一つである．
- 繰り返す蜂窩織炎はリンパ浮腫の進行と関連する．
- リンパ浮腫患者の蜂窩織炎の症状は重症となりやすい．
- 蜂窩織炎の治療には安静，患肢挙上，抗菌薬の投与を行うことが基本となる．
- 蜂窩織炎の予防には保湿，清潔，傷を作らないことが重要である．

解 説

1. 蜂窩織炎は局所の発赤，腫脹，熱感，疼痛の症状を伴う，リンパ浮腫における頻度の高い合併症の一つである

皮下脂肪織における細菌感染によって生じた炎症を蜂窩織炎とよび，四肢に好発する傾向がある．一般的な蜂窩織炎の発症頻度は2.5％／年とされている[1]のに対し，リンパ浮腫患者においては報告によってばらつきはあるが18〜50％とされている[2〜4]．逆に蜂窩織炎患者の症例対照研究において，リンパ浮腫はオッズ比71.2であり蜂窩織炎の最も強い危険因子であった[2]．

> **ワンポイントアドバイス**
> リンパ浮腫患肢の易感染性の原因について明確な機序は明らかになっていませんが，現時点では間質に存在する蛋白質を多く含んだリンパ液が細菌繁殖の場となりやすいこと，またリンパ管のうっ滞や閉塞による局所免疫機能の低下が関与していると考えられています[5,6].

● 2．繰り返す蜂窩織炎はリンパ浮腫の進行と関連する

リンパ浮腫は国際リンパ学会による病期分類によって無症候性の0期から不可逆性の皮膚・軟部組織変化を伴ったⅢ期までにグレード分けされており 表1，通常は進行した病期が戻ることはない．蜂窩織炎を発症することによって皮下脂肪織に炎症が広がると，患肢に残存していたリンパ管はダメージを受けリンパ液の輸送能が低下し，リンパ浮腫の進行が早まることとなる．すなわち，リンパ浮腫→蜂窩織炎→リンパ浮腫の増悪→蜂窩織炎の頻度増加という負の連鎖が生じることとなる[8,9]．

表1 リンパ浮腫の病期分類（国際リンパ学会）

（日本癌治療学会．がん診療ガイドライン[7]より引用）

0期	リンパ液輸送が障害されているが，浮腫が明らかでない潜在性または無症候性の病態．
Ⅰ期	比較的蛋白成分が多い組織間液が貯留しているが，まだ初期であり，四肢を挙げることにより治まる．圧痕がみられることもある．
Ⅱ期	四肢の挙上だけではほとんど組織の腫脹が改善しなくなり，圧痕がはっきりする．
Ⅱ期後期	組織の線維化がみられ，圧痕がみられなくなる．
Ⅲ期	圧痕がみられないリンパ液うっ滞性象皮病のほか，アカントーシス（表皮肥厚），脂肪沈着などの皮膚変化がみられるようになる．

Ⅱ　がん治療時に遭遇しやすい問題：感染対策

> 蜂窩織炎をたびたび繰り返す患者の中には，一度患肢の皮下脂肪織内に侵入した細菌が局所免疫機能の低下のせいで根治されずに皮下にコロニーを形成して潜伏し，宿主の全身免疫の低下に伴って再活性化し，蜂窩織炎を繰り返す場合もあると考えられています[6]．

● 3．リンパ浮腫患者の蜂窩織炎の症状は重症となりやすい

　健常成人における蜂窩織炎は患部に限局することが多いのに対し，リンパ浮腫患者では患肢の炎症所見は求心性に広がり，上肢リンパ浮腫では上肢帯を超えて胸部まで，下肢リンパ浮腫では鼠径部を伝って対側の下肢にも広がる．適切な抗菌薬治療を行わない場合は高熱と悪寒戦慄を伴った全身性の炎症へと移行する．これは起因菌による単純な菌血症である場合もあるが，間質に蓄積されたエンドトキシンによる免疫反応である可能性も指摘されている[5]．

● 4．蜂窩織炎の治療には安静，患肢挙上，抗菌薬の投与を行うことが基本となる

　初期治療は一般的な蜂窩織炎と同じく安静，患肢挙上，冷罨，抗菌薬投与が基本となる．ごく初期であれば抗菌薬は内服でもよいが，全身症状がある場合や反復例などでは入院し経静脈的な投与を検討する．抗菌薬は *S.aureus* と *Streptococcus* を標的とした empiric therapy として，第1世代セファロスポリン系が第一選択となる．MRSA 感染が疑われる場合などでは抗 MRSA 薬の追加を検討する．反復例では過去の血液培養結果を参考にするが，起因菌が同じではないことがあるため血液培養はその都度提出するべきである[10]．ただし，明らかな全身症状があっても血液培養で細菌が検出できない場合もある．

96

● 5. 蜂窩織炎の予防には保湿，清潔，傷を作らないことが重要である

リンパ浮腫そのもののコントロールだけでなく，患肢皮膚の皮膚障害を予防することも蜂窩織炎を予防することとなる．保湿，清潔による皮膚バリア機能の保全は単独で有効性を研究した文献はないものの広く普及しており，臨床的な合意の得られた予防法である[7]．また外傷の予防は直接的な細菌の侵入を防ぐのはもちろんのこと，外傷による炎症がリンパ浮腫を増悪させることを予防することにもつながる．

また海外では低用量の経口ペニシリンを用いた予防的抗菌薬内服のRCTを行った結果，発症後6カ月間の内服継続により再発率が約29%減少したとの報告がある[11]．

> リンパ浮腫の治療は理学療法と外科治療に分けられます．外科治療にはリンパ管細静脈吻合術（LVA）とリンパ節移植術がありますが，まだ質の高いRCTが行われておらずガイドライン上はグレードD1という位置づけです．ただし，LVAによってリンパ浮腫の改善のみならず，反復する蜂窩織炎の頻度が有意に減少したという報告があります[12, 13]．

■ 文献

1) Ellis simonsen SM, Van orman ER, Hatch BE, et al. Cellulitis incidence in a defined population. Epidemiol Infect. 2006; 134: 293-9.

2) Dupuy A, Benchikhi H, Roujeau JC, et al. Risk factors for erysipelas of the leg (cellulitis): case-control study. BMJ. 1999; 318: 1591-4.

3) Teerachaisakul M, Ekataksin W, Durongwatana S, et al. Risk factors for cellulitis in patients with lymphedema: a case-controlled study. Lymphology. 2013; 46: 150-6.

4) Badger C, Seers K, Preston N, et al. Antibiotics/anti-inflammatories for reducing acute inflammatory episodes in lymphoedema of the limbs. Cochrane Database Syst Rev. 2004; (2): CD003143.

5) Baddour LM, Bisno AL. Non-group A beta-hemolytic Streptococcal cellulitis. Association with venous and lymphatic compromise. Am J Med. 1985; 79: 155-9.

6) Mortimer PS, Levick JR. Chronic peripheral oedema: the critical role of the lymphatic system. Clin Med (Lond). 2004; 4: 448-53.

7) 日本癌治療学会. がん診療ガイドライン. http://jsco-cpg.jp/guideline/31.html

8) Vignes S, Arrault M, Dupuy A. Factors associated with increased breast cancer-related lymphedema volume. Acta Oncol. 2007; 46: 1138-42.

9) Collins PS, Villavicencio JL, Abreu SH, et al. Abnormalities of lymphatic drainage in lower extremities: a lymphoscintigraphic study. J Vasc Surg. 1989; 9: 145-52.

10) Swartz MN. Clinical practice. Cellulitis. N Engl J Med. 2004; 350: 904-12.

11) Thomas K, Crook A, Foster K, et al. Prophylactic antibiotics for the prevention of cellulitis (erysipelas) of the leg: results of the UK Dermatology Clinical Trials Network's PATCH II trial. Br J Dermatol. 2012; 166: 169-78.

12) Mihara M, Hara H, Furniss D, et al. Lymphaticovenular anastomosis to prevent cellulitis associated with lymphoedema. Br J Surg. 2014; 101: 1391-6.

13) Yamamoto T, Koshima I. Supermicrosurgical anastomosis of superficial lymphatic vessel to deep lymphatic vessel for a patient with cellulitis-induced chronic localized leg lymphedema. Microsurgery. 2015; 35: 68-71.

〈御任大輔　中川雅裕〉

Ⅱ. がん治療時に遭遇しやすい問題: 感染対策

周術期や放射線・化学療法中・後の嚥下障害に関して、誤嚥性肺炎を予防しスムーズに経口摂取を獲得するためには、どうすればよいですか？

Answer

- ▶ 頭頸部がんや食道がんの周術期や放射線・化学療法中・後の嚥下障害は，誤嚥性肺炎により生命に危険が及ぼされるだけでなく，食べる楽しみの喪失という QOL の観点からも重要である．
- ▶ 嚥下リハビリテーションでは，嚥下障害を「食べること全体の問題」と捉え，チーム医療を実践する．
- ▶ 嚥下障害のスクリーニング検査として RSST・MWST が標準化されている．VF・VE により精査を行う．
- ▶ 間接嚥下訓練から開始し，代償手段を用いることで誤嚥の防止を図りながら，直接嚥下訓練へと進める．

解 説

● 1. がん患者の嚥下障害の原因と嚥下リハビリテーションの意義

　頭頸部や気管食道領域のがんにおける周術期や放射線・化学療法中・後の嚥下障害は，後遺症として大きな問題となる．誤嚥性肺炎や窒息により，生命に危険が及ぼされるだけでなく，食べることの障害は，食べる楽しみの喪失という QOL の観点からも重要である．

　嚥下リハビリテーションでは，嚥下障害を「食べること全体の問題」と捉え，言語聴覚士による嚥下訓練とともに，看護師，栄養サポートチーム，歯科・口腔外科医師，歯科衛生士とも連携して，食事の仕方，食物の種類，補助的な栄養法，歯科的管理などにも配慮し，生活の改善を図ることを目的にチーム医療を実践する．

● 2. 嚥下障害の診察・評価

1 主訴, 現症

飲み込みにくい, むせるが典型的な主訴であるが, 明らかな訴えがない場合も多いので, 夜間の咳嗽, 繰り返す発熱, 体重の減少などにも注意を払う必要がある. 食事場面の観察では, 食欲, 食事の形態, 摂取量, 所要時間, むせの有無, 湿性嗄声（かすれ声）の有無を評価する.

2 スクリーニング検査

反復唾液嚥下テスト (repetitive saliva swallowing test: RSST) 表1, 改訂水飲みテスト (modified water swallowing test: MWST) および食物テスト 表2 は標準化されている[1].

表1 反復唾液嚥下テスト (repetitive saliva swallowing test: RSST)
（日本摂食嚥下リハビリテーション学会医療検討委員会. 摂食嚥下障害の評価 [簡易版] 2015[1] から一部改変）

- 人指し指と中指で甲状軟骨を触知し, 30秒間に何回空嚥下が行えるかを数える.
- 喉頭隆起が完全に中指を乗り越えた場合に1回と数え, 30秒間に3回未満の場合にテスト陽性, すなわち問題ありとする.
- 誤嚥症例を同定する感度は0.98, 特異度は0.66.

表2 改訂水飲みテスト (modified water swallowing test: MWST)
（日本摂食嚥下リハビリテーション学会医療検討委員会. 摂食嚥下障害の評価 [簡易版] 2015[1] から一部改変）

- 改訂水飲みテストは3mLの冷水を嚥下させて誤嚥の有無を判定する.
- 口腔内に水を入れる際に咽頭に直接流れこむのを防ぐため, 舌背には注がずに必ず口腔底に水を入れてから嚥下させる.
- 評点1: 嚥下なし, むせる and/or 呼吸切迫, 2: 嚥下あり, 呼吸切迫, 3: 嚥下あり, 呼吸良好, むせる and/or 湿性嗄声, 4: 嚥下あり, 呼吸良好, むせなし, 5: 4に加え, 反復嚥下が30秒以内に2回可能
- 評点が4点以上であれば最大でさらに2回繰り返し, 最も悪い場合を評点とする.
- カットオフ値を3点とすると, 誤嚥有無判別の感度は0.70, 特異度は0.88.

3 ビデオ嚥下造影（videofluoroscopic examination of swallowing：VF）

VFはX線透視下で，造影剤入りのゼリー，液体，食物を飲みこんでもらい，口腔，咽頭，喉頭，食道の動き，構造の異常，食塊の動きを評価する方法である．外見からでは評価できない嚥下諸器管の動きを詳細に評価可能であり，不顕性誤嚥を検出可能である．

4 嚥下内視鏡検査（video endoscopy：VE）

鼻咽腔内視鏡を用いて嚥下機能を評価する方法で，VFと比較して被曝せずにベッドサイドで繰り返し行える利点がある．咽頭残留はよくみえるが，嚥下反射時の観察は不能で誤嚥の瞬間をとらえることはできない．

● 3. 嚥下訓練

1 間接嚥下訓練

「食べ物を用いない訓練」である．肩・頸部の運動，口腔器官の運動，のどのアイスマッサージ，裏声発声訓練，メンデルソン手技，声門閉鎖訓練，声門閉鎖嚥下，頭部挙上訓練などがある．

2 直接嚥下訓練

「食べ物を用いる訓練」である．体位や肢位，代償的嚥下法，食形態の工夫などの代償手段（後述）を用いることで，誤嚥の防止を図りながら，安全に訓練を行い，30分程度の食事時間と7割以上の摂取量を目安に，安全かつ適切な難易度の食事を段階的に進める．

● 4. 代償手段

1 体位・肢位・代償的嚥下法

体幹後傾位（リクライニング位），頸部屈曲，頸部回旋，頸部側傾などの体位・肢位の調整や複数回嚥下，交互嚥下，息こらえ嚥下など嚥下法を工夫することにより，誤嚥の防止を図る．

II がん治療時に遭遇しやすい問題: 感染対策

2 食物の種類・形態

嚥下開始食として，口腔期の障害では，咀嚼，食塊形成，咽頭への送り込みが難しいため，舌の運動に頼らずに咽頭へ流し込める液体やコーンスープなど低粘度のペースト状の食形態が選択される．一方，咽頭期の障害では，誤嚥を予防するため，ヨーグルト，ゼリーなど高粘度のペースト状の食形態が，嚥下開始食として用いられる．液体は凝集性が低いため咽頭で散らばり最も誤嚥しやすいので，誤嚥の危険がある場合には，増粘剤（とろみ剤）を付加する．

3 食事時の一口量・摂取ペース

一口量が多すぎて誤嚥する場合，小さいスプーンや箸を使用する．また，摂取ペースが速いと，咽頭残留が増加して誤嚥をきたしてしまうことがあるので，ペースが速くならないように注意する．

● 5. 口腔がん・中咽頭がんの周術期

1 障害の概要

舌がんをはじめとする口腔がんの術後には，舌の運動障害のため食塊の咀嚼，形成，咽頭への移送といった口腔期の嚥下障害および構音障害を認める．舌の半分以上が切除された場合には，腹直筋皮弁などで再建が行われるが，舌による送り込みは食塊形成は障害され，残存舌と口蓋が接触せず，食塊をうまくコントロールできない．

切除範囲が舌に限局している患者では，咽頭や喉頭の機能は保たれており，誤嚥の危険は少ないので液体やペースト状のものを頸部を後方へ傾けて重力を使いながら咽頭へ送り込むようにする（dump and swallow）．

口腔底前方部の複合手術（下顎区域切除，舌部分切除，頸部郭清術などとの合併）では，再建の方法，舌の切除範囲，舌骨上筋群の切断の有無によって嚥下障害の程度がさまざまである．

がんが中咽頭に及ぶと，腫瘍の切除範囲，再建の方法，舌骨上筋群の切断の有無によって，鼻咽腔閉鎖不全，喉頭挙上の障害や食道

102 **JCOPY** 498-02266

入口部の開大不全などさまざまな咽頭期の障害を生じ，誤嚥を引き起こす．食塊が咽頭を通過するには，舌根と咽頭壁の協調運動が必要であるため，舌根の働きは重要である[2,3]．

2 リハビリテーションプログラム

術後は早期から介入し，創部の状態にあわせて嚥下訓練をすすめていく．術後7日目頃，創部の状態も落ち着き経口摂取可能となった場合には，VF・VEを施行し，経口摂取可能かどうか判断する．

経口摂取開始までに，時間がかかることが予測される場合には，間欠的経管栄養法（OE法など）や経皮内視鏡的胃瘻造設術（PEG法）を選択する．舌接触補助床（PAP）などの歯科補綴装置も機能向上に有用なので，適応について歯科・口腔外科医と相談する．

退院後に嚥下障害が残存している場合には外来リハビリテーションを継続する．VFを定期的に行い，食事の形態のアップや増粘剤（とろみ剤）の必要性，姿勢や一口量などの代償手段の見直しを行う．

● 6. 頭頸部がんに対する化学・放射線療法中・後

1 障害の概要

化学・放射線療法は，切除治療と比較して機能形態が温存されることが利点である．しかし，一方では，照射野に口腔や唾液腺，咽喉頭の粘膜や分泌腺を含むため，さまざまな有害反応を伴い，QOLが低下してしまう．

放射線療法による急性期の有害反応は照射期間中に発症する急性炎症で可逆的である．口腔領域の放射線照射が行われると，照射開始数日後から，唾液の流出量が減少し，口腔乾燥や口腔粘膜炎による疼痛を生じる．その結果，舌の運動が拙劣となり，咽頭への移送が遅れるようになり，嚥下反射の誘発も遅延する．味覚も低下し，味を楽しむことができなくなる．咽頭に照射野が含まれる場合には，咽頭の収縮能力や喉頭挙上量の低下が生じ，喉頭蓋谷や梨状陥凹への食塊の貯留・残留や誤嚥の原因となる．

放射線療法後半年以降の晩期の有害反応は，照射野の毛細血管が損傷を受けて局所の血流量が低下し，組織は繊維化していくので，不可逆性であることが多く，QOLの低下の大きな原因となる[2,3]．

2 リハビリテーションプログラム

治療前期には，組織の線維化予防のために，頸部のストレッチ，口腔器官の運動とともに，誤嚥を予防するために，咽頭期を中心とした訓練（頭部挙上訓練，メンデルソン手技）や嚥下方法の指導（息こらえ嚥下法，舌前方保持嚥下法）を行う．

治療中期から後期には，嚥下障害の進行に応じてVF・VEを実施し，1回量やペース，食形態，姿勢の指導を行い，安全な経口摂取ができるように指導する．口腔粘膜や咽頭痛により，食事摂取量が徐々に低下してきた場合には，緩和ケアチームや栄養サポートチームとも連携して食事摂取量の維持・改善に努める．

放射線治療による早期反応から晩期反応へと移行し，経口摂取不能な状態が続く場合には，外来でも介入を継続する．

● 7. 胸部食道がんの周術期

1 障害の概要

食道がんに対する外科治療は，開胸あるいは胸腔鏡下に，胸部操作（開胸・食道切除・縦隔リンパ節郭清），腹部操作（開腹・腹部リンパ節郭清，胃管形成），頸部操作（頸部リンパ節郭清，食道胃管吻合）が行われる術式を標準手術とするため，身体への侵襲が大きく，術後合併症を起こす頻度が高い．嚥下障害は，①残存食道と再建臓器との吻合部の瘢痕狭窄（食道期），②気管周囲のリンパ節郭清に伴う前頸筋群の切離（咽頭期），③反回神経麻痺（咽頭期）が原因となる[2,3]．

2 リハビリテーションプログラム

術後約1週後の吻合部造影で吻合部の癒合が確認された後，間接嚥下訓練として，頸部のストレッチ，喉頭挙上や食道入口部開大を促通するための頭部挙上訓練および声帯レベルでの気道閉鎖を強

化するための息こらえ嚥下などを行う．直接嚥下訓練の可否は，
VF・VE により判断する．食事開始が可能と判断された場合には，
ゼリーや増粘剤（とろみ剤）製剤を用いた半流動体の嚥下障害食な
ど食形態を調整し，一口量，ペース配分などの代償手段を必要性に
あわせて取り入れる．

　残存食道と再建臓器の吻合部狭窄に伴う食道期の嚥下障害につい
ては，内視鏡的食道拡張術により物理的に拡張を図る．

■文献

1）日本摂食嚥下リハビリテーション学会医療検討委員会．摂食嚥下障害の評価
［簡易版］2015．http://www.jsdr.or.jp/doc/doc_manual1.html（2017 年 10 月
9 日引用）
2）辻　哲也，編著．がんのリハビリテーションマニュアル．東京：医学書院；
2011．
3）日本がんリハビリテーション研究会，編．がんのリハビリテーションベスト
プラクティス．東京：金原出版；2015．

〈辻　哲也〉

III. がん治療時に遭遇しやすい問題: 腎・内分泌・代謝

Question 1 急性腎障害を発症しやすい抗がん剤はどれですか？ 抗がん剤による急性腎障害を予防するにはどうしたらよいですか？

Answer

- 急性腎障害を起こしやすい抗がん剤にはシスプラチン，イホスファミド，マイトマイシンなどがある．特にシスプラチンは投与症例の1/3の症例で腎障害を起こすことが知られている．
- 薬剤によっては累積投与量が腎機能障害と関連することが知られており，治療計画の上で配慮が必要である．
- 予防には補液などで脱水の是正を行うとともに鎮痛薬や降圧薬，造影剤など急性腎障害のリスクを高める薬剤を避ける必要がある．

解説

表1 のとおり，がん薬物療法によりさまざまな腎障害が生じることが知られている．

特に急性腎障害（acute kidney injury：AKI）を起こす病態として，シスプラチン，カルボプラチン，メトトレキセート，イホスファミドによる尿細管障害や，シスプラチン，ゲムシタビン，マイトマイシンなどによる血栓性微小血管障害（thrombotic microangiopathy：TMA）があげられる．

以下，各薬剤について説明する．

表1 がん薬物療法による主な腎障害

（日本腎臓学会，他編．がん薬物療法時の腎障害診療ガイドライン 2016．東京：
ライフサイエンス出版；2016[1]．p.9 より改変）

腎血管病変

毛細管漏出症候群	インターロイキン 2
TMA	ベバシズマブ，ゲムシタビン，シスプラチン，マイトマイシン C，インターフェロン

糸球体病変

微小変化群	インターフェロン，ペメトレキセド
巣状糸球体硬化症	インターフェロン，ペメトレキセド，ゾレドロン酸

尿細管間質病変

急性尿細管壊死	白金製剤，ゾレドロン酸，インターフェロン，ペントスタチン，イマチニブ，パミドロン酸
尿細管炎（ファンコニー症候群）	シスプラチン，イホスファミド，アザシチジン，イマチニブ，パミドロン酸
マグネシウム喪失	シスプラチン，抗 EGFR 抗体薬
腎性尿崩症	シスプラチン，イホスファミド，ペメトレキセド
抗利尿ホルモン不適切分泌症候群	シクロホスファミド，ビンクリスチン
急性間質性腎炎	ソラフェニブ，スニチニブ
尿細管閉塞性腎障害	メトトレキサート

● 1. 白金製剤

シスプラチンにおける AKI は投与症例の 1/3 に合併すると報告されており[2]，通常初回投与から数日以内に生じる．

シスプラチン $50mg/m^2$ 以上の大量投与や，長期間にわたる反復投与が AKI のリスク因子となることがわかっている[3]．また患者側の要因として，投与前から存在する腎機能低下がある．

カルボプラチン，オキサリプラチンはシスプラチンと比較すると腎障害の危険性は少ないが，症例報告は存在する[4, 5]．カルボプラ

チンでは腎機能低下を考慮した投与量設定のために Calvert の式の使用が推奨されている.

シスプラチンによる腎障害の予防策として,「がん薬物療法時の腎障害診療ガイドライン 2016」[1] では補液,利尿薬投与,マグネシウム投与が有効とされている.

シスプラチン投与時の補液としては,シスプラチン投与前後にそれぞれ 4 時間以上かけて生理食塩水または 1/2 生理食塩水 1,000 ～ 2,000mL の補液を行い,500 ～ 1,000mL 以上の輸液に希釈したシスプラチンを 2 時間以上かけて投与するように添付文書に記載されている.また,より短時間で補液を行う方法(short hydration)も行われる.なお,カルボプラチンを含めた他の白金製剤の投与時には補液は推奨されていない.

シスプラチン投与時の利尿薬投与の有効性を明確に示したエビデンスは乏しいが,広く行われており,ガイドラインでも弱く推奨されている.

マグネシウム投与については低マグネシウム血症が腎障害を引き起こす可能性があり,マグネシウムの予防投与が弱く推奨されている.

● 2. 白金製剤以外の抗がん剤

■ マイトマイシン C

マイトマイシンは TMA により腎不全を起こすが,総投与量が 50mg/m^2 以下では 1.6%,50 ～ 69mg/m^2 では 10.8%,70mg/m^2 以上では 27.8% と,投与量に依存することが報告されている[6].

TMA の発症は投与開始から数カ月経過していることが多く,少なくとも投与開始後 1 年間は注意してモニタリングを行うことが望ましいとされている[7].

■ メトトレキサート (methotrexate: MTX)

大量 MTX 療法(一般的に 500 ～ 1,000mg/m^2 以上)による急性腎不全の頻度は 1.8% と報告されている[8].MTX やその代謝産物は,

酸性尿では尿細管内で結晶化して腎障害を引き起こすため，炭酸水素ナトリウムやアセタゾラミド投与などで尿をアルカリ化することにより，尿細管での結晶の析出を回避し腎障害を予防できる可能性がある．

なお，メトトレキサートとNSAIDs（non-steroidal anti-inflammatory drugs），ST（sulfamethoxazole/trimethoprim）合剤などとの併用は腎毒性を含むメトトレキサートの有害事象のリスクを高めることが知られており，慎重に行う必要がある[9]．

③ イホスファミド

イホスファミドによる腎毒性としてはファンコニー症候群や近位尿細管性アシドーシスが多く，30％程度と報告されている[10]．投与後にGFRの低下はみられるものの，急性腎不全の頻度は稀で，ある報告では183例中1例のみ（0.5％）であった[11]．

腎毒性のリスクファクターとして累積投与量があり，$100g/m^2$ を超えると中等度から高度の腎毒性が生じると報告されている．

他にも白金製剤などの他の腎毒性薬剤投与がリスクファクターとしてあげられており，併用には注意が必要である．

④ ビスホスホネート製剤

パミドロン酸は高用量（90 〜 360mg/月）の投与で巣状糸球体硬化症や急性尿細管壊死を生じ急性腎不全やネフローゼ症候群に進行することが報告されている[12]．しかしその後，投与量や投与時間を考慮することで腎障害を抑制できることがわかり，改訂された米国臨床腫瘍学会（ASCO）のガイドラインではパミドロン酸90mgを2時間以上かけて投与する場合にはCCrが30 〜 60mL/分の場合でもパミドロン酸の減量は必要なく，CCrが30mL/分以下の場合はパミドロン酸の投与時間をさらに延長するか，減量を考慮することが明記されている[13, 14]．

⑤ ゲムシタビン

ゲムシタビンはTMAを起こすことが知られているが，その頻度は0.015 〜 1.4％と稀である[15]．しかし腎機能が回復せず透析に移

行する症例も少なくないため，注意が必要である．ゲムシタビン投与によるTMAの発症は累積投与量20,000mg/m²，初回投与から7カ月以内に起こることは稀とされているが，初回投与後に発症した症例報告もある[16]．ステロイドや血漿交換に関してはケースシリーズの報告があるが，有効性の評価には十分でなく，上述のガイドラインにおいても推奨されていない[1]．

6 その他の薬剤

ペメトレキセドはメトトレキサートに類似した葉酸拮抗薬であり，急性尿細管壊死によるAKIが報告されている[17,18]．薬剤中止後，腎機能低下は進行しなかったものの，残存した．

mTOR阻害薬ではAKIの症例報告があり，腎病理所見として急性尿細管壊死を認めたとしている[19]．4例中2例で透析導入となっている．

免疫チェックポイント阻害薬ではAKIの発生頻度は2.2%に起こると報告されており，薬剤別ではニボルマブ1.9%，ペンブロリツマブで1.4%，イピリムマブ2.0%であった[20]．腎病理所見としては尿細管間質性腎炎が多く，これらの症例ではステロイド治療の有効性が示唆されている．

AKIは多様な原因が重なって引き起こされることが多いため，個々の患者においてリスク因子の管理が必要になります．例えば脱水が疑われる場合には適切な補液を行うとともに，NSAIDsやレニン-アンギオテンシン系阻害薬，造影剤，一部の抗菌薬など，併用する薬剤についても配慮する必要があります．

■ 文献
1) 日本腎臓学会，日本癌治療学会，日本臨床腫瘍学会，日本腎臓病薬物療法学会，編．がん薬物療法時の腎障害診療ガイドライン2016．東京：ライフサイエンス出版；2016．

2) Arany I, Safirstein RL. Cisplatin nephrotoxicity. Semin Nephrol. 2003; 23: 460-4.

3) Sanchez-Gonzalez PD, Lopez-Hernandez FJ, Lopez-Novoa JM, et al. An integrative view of the pathophysiological events leading to cisplatin nephrotoxicity. Crit Rev Toxicol. 2011; 41: 803-21.

4) Tarrass F, Benmensour M, Bayla A. End-stage renal disease following carboplatin chemotherapy for a nasopharyngeal carcinoma. Ren Fail. 2007; 29: 1049-51.

5) Filewod N, Lipman ML. Severe acute tubular necrosis observed subsequent to oxaliplatin administration. Clin Kidney J. 2014; 7: 68-70.

6) Valavaara R, Nordman E. Renal complications of mitomycin C therapy with special reference to the total dose. Cancer. 1985; 55: 47-50.

7) Hamner RW, Verani R, Weinman EJ. Mitomycin-associated renal failure. Case report and review. Arch Intern Med. 1983; 143: 803-7.

8) Widemann BC, Balis FM, Kempf-Bielack B, et al. High-dose methotrexate-induced nephrotoxicity in patients with osteosarcoma. Cancer. 2004; 100: 2222-32.

9) Widemann BC, Adamson PC. Understanding and managing methotrexate nephrotoxicity. Oncologist. 2006; 11: 694-703.

10) Skinner R, Pearson AD, English MW, et al. Risk factors for ifosfamide nephrotoxicity in children. Lancet. 1996; 348: 578-80.

11) Oberlin O, Fawaz O, Rey A, et al. Long-term evaluation of Ifosfamide-related nephrotoxicity in children. J Clin Oncol. 2009; 27: 5350-5.

12) Markowitz GS, Appel GB, Fine PL, et al. Collapsing focal segmental glomerulosclerosis following treatment with high-dose pamidronate. J Am Soc Nephrol. 2001; 12: 1164-72.

13) Kyle RA, Yee GC, Somerfield MR, et al. American Society of Clinical Oncology 2007 clinical practice guideline update on the role of bisphosphonates in multiple myeloma. J Clin Oncol. 2007; 25: 2464-72.

14) Hillner BE, Ingle JN, Chlebowski RT, et al. American Society of Clinical Oncology 2003 update on the role of bisphosphonates and bone health issues in women with breast cancer. J Clin Oncol. 2003; 21: 4042-57.

15) Fung MC, Storniolo AM, Nguyen B, et al. A review of hemolytic uremic syndrome in patients treated with gemcitabine therapy. Cancer. 1999; 85: 2023-32.

16) De Smet D, Jochmans K, Neyns B. Development of thrombotic thrombocytopenic purpura after a single dose of gemcitabine. Ann Hematol. 2008; 87: 495-6.

17） Glezerman IG, Pietanza MC, Miller V, et al. Kidney tubular toxicity of maintenance pemetrexed therapy. Am J Kidney Dis. 2011; 58: 817-20.

18） Michels J, Spano JP, Brocheriou I, et al. Acute tubular necrosis and interstitial nephritis during pemetrexed therapy. Case Rep Oncol. 2009; 2: 53-6.

19） Izzedine H, Escudier B, Rouvier P, et al. Acute tubular necrosis associated with mTOR inhibitor therapy: a real entity biopsy-proven. Ann Oncol. 2013; 24: 2421-5.

20） Cortazar FB, Marrone KA, Troxell ML, et al. Clinicopathological features of acute kidney injury associated with immune checkpoint inhibitors. Kidney Int. 2016; 90: 638-47.

〈近藤尚哉　柳田素子〉

III. がん治療時に遭遇しやすい問題: 腎・内分泌・代謝

造影剤腎症を予防するにはどうしたらよいですか？

Answer

- 75歳以上の高齢，CKD，ヨード造影剤の使用量は造影剤腎症の発症リスクであり，多くの担がん患者はハイリスク群である．
- 画像診断の情報量を損なわない範囲で使用するヨード造影剤を最少量とするため，主治医と放射線医との間で十分に話し合う．
- ヨード造影剤の使用前には，生理食塩水もしくは重炭酸ナトリウム液の輸液による予防策を行う．
- 利尿薬やNSAIDなどの腎血流を減少させる可能性のある薬剤は，ヨード造影剤の使用前に休薬としておく．

解説

● 1. 造影剤腎症とは？

「腎障害患者におけるヨード造影剤使用に関するガイドライン2012」では，造影剤腎症（contrast-induced nephropathy：CIN）はヨード造影剤投与後，48〜72時間以内に血清クレアチニン値が前値より0.5mg/dL以上もしくは25％以上増加するものと定義されている[1]．CINの定義（診断基準）はその頻度や予後の調査，および予防・治療法の評価の際に重要となるが，KDIGOのAKI診断基準とは異なったものとなっている[2]．

CINの発症頻度は，冠動脈造影などの経動脈投与と造影CTなどの経静脈投与，待期的検査と緊急検査の違いやリスク因子の有無で

大きく異なってくる[1,3]．待期的な造影CTでの発症頻度は1%とされているが，緊急CTでは10%以上となる．またCKD患者での待期的な造影CTでは4%だが，明らかな腎機能障害を伴わない場合でも全身状態が不良な患者では18%にまで上昇する．冠動脈造影においては，腎機能障害を伴わない場合にはCINの発症は3%未満だが，CKD患者では40%に達する[1,3]．CINの多くは非乏尿性で可逆性とされているが，短・長期の腎機能予後や生命予後の悪化と関連することが明らかとなり，可及的に回避することを心がける必要がある[1,3]．

CINの発症メカニズムについては現時点で仮説の域を出ないが，造影剤による尿細管上皮細胞への直接障害・フリーラジカル産生に加え，収縮因子（エンドテリンやアデノシン）と拡張因子（NOとプロスタサイクリン）のバランス異常による腎内血管の攣縮，血液粘稠性の上昇による血流障害，高浸透圧によるヘンレ上行脚へのNa到達量の増加・再吸収亢進による酸素消費の増加などが関与すると推定されている[1,3]．

● 2．造影剤腎症のリスク評価は？

CINのリスクとしてさまざまな因子（低血圧，IABP使用，慢性心不全，高齢［75歳以上］，CKD［GFR60未満］，貧血，糖尿病，造影剤使用量など）があげられているが[1,3]，多くの報告で共通しているのは高齢，CKD，造影剤量の3因子である．糖尿病もリスクとして扱われることが多いが，CKDを伴わない糖尿病ではリスク上昇を認めないという報告もあり，CKD症例における増悪因子と考えるべきである[1,3]．以上の結果はほとんどが冠動脈造影時の経動脈投与における検討によるものだが，造影CT時の経静脈投与におけるCINのリスクでもある．担がん患者は高齢者が多く，またCKDを合併していたり，全身状態が不良な場合が多く，CINのハイリスク群と考えられる．CINの発症リスクを算出する式などの報告もあるが，患者背景が多彩な担がん患者におけるその妥当性は不

明である.

> AKIに関連する新しい尿中バイオマーカーのうち，L-FABPと
> NGALが日本で保険適応となっています．CINとの関連におい
> ては，尿中L-FABPのヨード造影剤投与前値がCIN発症のリ
> スク評価に有用である可能性が指摘されています[4]．一方，尿中
> NGALについては，近年，CKD症例におけるヨード造影剤投与直後の
> CIN発症リスク評価には無効という報告がなされています[5]．

● 3. 使用すべき造影剤の種類と量は？

　上記の3つのリスク因子のうち，直接介入できるのは投与する造
影剤の量の調節である．まずヨード造影剤はその浸透圧によって高
張性，低張性，等張性の3つに分類される（実際の張度は低張性造
影剤の方が等張性造影剤より高いことに注意する）．高張性造影剤
は冠動脈造影や造影CTには使用されておらず，選択肢は低張性と
等張性の2つとなる．低張性と等張性のヨード造影剤によるCIN
発症頻度を比較した場合，等張性造影剤の方でCIN発症頻度が低
いとするメタ解析もあるが，ほとんどの報告で低張性と等張性の
ヨード造影剤間でCIN発症頻度に有意差は認められない[1, 3, 6]．ま
た同じヨード造影剤でも濃度の異なる規格品が市販されているた
め，事実上，低張性と等張性という区分でのヨード造影剤の使い分
けには意義は少ない．一方，ヨード造影剤の使用量はCIN発症頻
度と有意に関わり，量が少ないほどリスクが低いことが報告されて
いる[1, 3]．残存腎機能からヨード造影剤の安全な量を求める計算式
の報告もあるが，やはり患者背景が多彩な担がん患者での妥当性は
不明である．近年，CT画像診断の技術が進歩し，少量の放射線量
とヨード造影剤量で多くの情報が得られるようになってきている．
担がん患者においては造影CTを撮影する意義は大きく，主治医は
画像診断の情報量を損なわない範囲で使用するヨード造影剤を最少

量とするべく，放射線医との間で十分な話し合いをもつべきである[1]．なおヨード造影剤の使用頻度についても安全な投与間隔の報告はなく，上述のガイドラインでは48時間以内での反復検査は避けるべきとされている[1]．

● 4．造影剤腎症の予防法は？

CINの予防策を 表1 に示す．ヨード造影剤の使用を最少量とすること以外に推奨される予防策としては，以下のものがあげられる．

表1 造影剤腎症の予防策

- 造影検査の必要性の評価
- CINの発症リスクの評価
- 利尿薬やNSAIDなどの休薬
- 生理食塩水や重炭酸ナトリウム液による輸液療法
- 最少量のヨード造影剤使用
- 造影検査後の血清クレアチニンのフォロー

1 輸液療法

さまざまな予防策のうち，最も安定した効果が認められるのは輸液による細胞外液量の確保である．用いるべき輸液剤としては，1/2生理食塩水と比較して通常の生理食塩水の予防効果の方が高いことから，細胞外液型の輸液剤を選択する[1,3]．異なる投与プロトコール間を比較した検討はなされておらず，表2 に入院患者における待期的検査の際の標準的な投与例を示しておく．最近，CKDステージG3の患者を対象とした生理食塩水輸液による予防策の有効性を検討するRCTの結果が報告され，予防策の有無によるCIN発症頻度に有意差は認められなかった[7]．ただしこの結果をもって輸液療法の有効性が否定されるべきではなく，溢水には十分に注意しつつ，ヨード造影剤使用前に細胞外液量を適正化することは推奨される．

表2 造影剤腎症予防のための輸液療法プロトコール（例）

1. 長時間輸液（入院患者など時間的余裕のある場合）

生理的食塩水
造影剤投与前 12 時間　1mL/ 体重 kg/ 時間
　　＋
造影剤投与後 12 時間　1mL/ 体重 kg/ 時間

2. 短時間輸液（外来患者など時間的余裕のない場合）

重炭酸ナトリウム液（$NaHCO_3$ 152mEq/L）*
造影剤投与前 1 時間　3mL/ 体重 kg/ 時間
　　＋
造影剤投与後 6 時間　1mL/ 体重 kg/ 時間

* 1.26%炭酸水素ナトリウム（フソウ）もしくは 5%ブドウ糖液 500mL
　＋ 7%重炭酸ナトリウム液 20mL × 6A

② 重炭酸ナトリウム液

　重炭酸ナトリウム液の輸液についても CIN の予防効果が繰り返し検討されており，メタ解析では生理食塩水の輸液に比較して同等か少し有効性が高いという結果が報告されている[1,3,8]．輸液剤と投与プロトコールの異なる輸液療法間の比較のために，その結果の解釈には注意が必要であるが，生理食塩水の輸液プロトコールよりも短時間の投与 表2 で同等の有効性が報告されていることから，外来患者における予防策として推奨される．

　　　注意が必要なのは市販されている重炭酸ナトリウム液の規格で，最も流通している 7%もしくは 8.4%のものは高濃度のために 表2 のプロトコールに沿ってそのまま使用することはできません． 表2 の例のように希釈して使用するか，1.26%に調整された輸液製剤を購入して使用します．

③ 併用薬の中止

　利尿薬や NSAID など，明らかに腎血流を低下させる薬剤はヨー

ド造影剤の使用前に中止しておくべきである[1,3]．ACE 阻害薬や
ARB などの RA 系阻害薬については，CIN 発症に関する検討がな
されているが，そのリスクを増加させるかは不明であり，すでに服
薬している場合には中止する必要はなく，予防策として新たな投与
は行うべきではないとされている[1,3]．糖尿病患者で使用されるビ
グアナイドについては，CIN 発症に際して乳酸アシドーシスを誘
発する危険性があることから，上述のガイドラインでは全例でヨー
ド造影剤投与 48 時間前からの休薬が推奨されており[1]，これは日
本糖尿病学会の推奨内容とも合致している．なお海外のガイドライ
ンでは，CIN のリスクの高い CKD 症例においてのみ，ビグアナイ
ドの休薬が推奨されている．本来，ビグアナイドは GFR の低下し
た CKD 症例には処方されるべきではなく，CKD を伴わない糖尿
病そのものは CIN のリスクとはならないという点からは，今後，
日本のガイドラインではビグアナイドの継続について許容範囲が広
がる可能性がある．

4 N アセチルシステイン（NAC）

　さまざまな薬物による CIN 予防効果が検討されているが，NAC
とスタチンには有効とする報告がある．最も多くの検討がなされて
いるのが NAC であるが，メタ解析では有効，無効の双方の報告が
ある[1,3]．スタチンについては最近のメタ解析で有効と判定されて
いるが[9]，日本での使用量に比較するとかなり大量に使用された結
果であることに注意が必要である．

> **ワンポイントアドバイス**
> 「腎障害患者におけるヨード造影剤使用に関するガイドライ
> ン 2012」では NAC の使用は推奨されていませんが，有効例
> が報告されていること，多くの予防策の検討において基礎薬
> として使用されていること，および副作用の少ない安価な薬剤である
> ことから，1,200mg の分 2 朝，夕での服用を考慮してもよいと考えら
> れます．

5 血液浄化療法

従来，いわゆる「造影剤抜き」と称してヨード造影剤投与後の臨時透析が慣習的に行われてきた．しかし血液浄化療法による CIN の予防効果について多くの検討がなされた結果，一部の特殊なケースを除き，無効というばかりか逆に CIN のリスクを上昇させることがメタ解析によって明らかとなった[1, 3, 10]．よって CIN 予防策としての血液浄化療法は推奨されないが[1]，ヨード造影剤投与によるうっ血性心不全の増悪や CIN による乏尿性 AKI に対しては血液浄化療法の適応を考慮すべきである．

● 5．造影剤腎症の治療法は？

他の AKI と同様に，発症した CIN に対して有効な治療法はない．そこで腎血流を保つように循環動態を適正化し，腎毒性の高い薬剤などの使用を極力控えるなど，保存的な管理が中心となる．さらに乏尿や尿毒素の蓄積に際しては躊躇なく血液浄化療法を導入し，全身状態を保ちながら腎機能の回復を待つべきである．

■ 文献

1) 日本腎臓学会・日本医学放射線学会・日本循環器学会，編．腎障害患者におけるヨード造影剤使用に関するガイドライン 2012. 1 版．東京：東京医学社；2012.

2) KDIGO Clinical Practice Guideline for Acute Kidney Injury. Kidney Int Suppl. 2012; 2: 1-138.

3) Mamoulakis C, Tsarouhas K, Fragkiadoulaki I, et al. Contrast-induced nephropathy: basic concepts, pathophysiological implications and prevention strategies. Pharmacol Ther. 2017; 180: 99-112.

4) Manabe K, Kamihata H, Motohiro M, et al. Urinary liver-type fatty acid-binding protein level as a predictive biomarker of contrast-induced acute kidney injury. Eur J Clin Invest. 2012; 42: 557-63.

5) Ribitsch W, Schilcher G, Quehenberger F, et al. Neutrophil gelatinase-associated lipocalin (NGAL) fails as an early predictor of contrast induced nephropathy in chronic kidney disease (ANTI-CI-AKI study). Sci Rep. 2017; 7: 41300. doi: 10.1038/srep41300.

III　がん治療時に遭遇しやすい問題: 腎・内分泌・代謝

6) Eng J, Wilson RF, Subramaniam RM, et al. Comparative effect of contrast media type on the incidence of contrast-induced nephropathy: a systematic review and meta-analysis. Ann Intern Med. 2016; 164: 417-24.

7) Nijssen EC, Rennenberg RJ, Esserts BA, et al. Prophylactic hydration to protect renal function from intravascular iodinated contrast material in patients at high risk of contrast-induced nephropathy (AMACING): a prospective, randomized, phase 3, controlled, open-label, non-inferiority trial. Lancet. 2017; 389: 1312-22.

8) Subramaniam RM, Suarez-Cuervo C, Wilson RF, et al. Effectiveness of prevention strategies for contrast-induced nephropathy: a systematic review and meta-analysis. Ann Intern Med. 2016; 164: 406-16.

9) Liang M, Yang S, Fu N. Efficacy of short-term moderate or high-dose rosuvastatin in preventing contrast-induced nephropathy: a meta-analysis of 15 randomized controlled trials. Medicine. 2017; 96: e7384. doi: 10.1097/MD.0000000000007384.

10) Cruz DN, Goh CY, Marenzi G, et al. Renal replacement therapies for prevention of radiocontrast-induced nephropathy: a systematic review. Am J Med. 2012; 125: 66-78.

〈岡田浩一〉

Ⅲ. がん治療時に遭遇しやすい問題: 腎・内分泌・代謝

血液透析患者への抗がん剤投与はどうしたらよいですか？

Answer

- 薬物は各種臓器の代謝を受け，最終的には腎を介して尿中に，あるいは胆汁排泄を介して糞便中に排泄される．
- 腎排泄性の薬物の血中濃度は腎機能低下により上昇する．
- 抗がん剤の有害事象は用量依存的である．
- 末期腎不全患者においては腎排泄性抗がん剤の厳密な用量調節を要する．
- 血液透析中の抗がん剤投与については，用量調節と投与のタイミングが重要となる．

解説

● 1. 薬物の代謝経路

薬物は肝臓や腎臓などの多くの臓器で代謝され，腎を介して尿中に，あるいは肝臓から胆汁排泄を介して糞便中に排泄される．腎臓は肝臓と並び薬物代謝の中心的役割を担う臓器である．

腎臓における薬物の排泄経路には，糸球体濾過と尿細管からの排泄がある．腎機能障害とは，これらの機能障害により腎臓からの薬剤排出が障害を受けている状態である．

● 2. 腎排泄性の薬物の血中濃度は腎機能低下により上昇する

腎排泄性の薬物は，糸球体濾過や尿細管機能障害により腎臓からの排出が遅延する．その結果，薬物の血中濃度が上昇する．腎機能障害を引き起こす薬物については，個々の薬物によりその障害部位

III　がん治療時に遭遇しやすい問題: 腎・内分泌・代謝

が糸球体障害であったり尿細管障害であったりする．理想的には個々の薬物の腎障害様式に応じた対処ができればよいが，現実の臨床では経験則に頼るところも大きく，かつ重要である．

● 3. 抗がん剤の有害事象の多くは用量依存的である

血球減少・倦怠感・嘔気・末梢神経などに代表される抗がん剤の有害事象の多くは用量依存的である．抗がん剤の代謝には種々の因子が関わっており個人差がある．ゆえに標準的な用量であっても実際に得られる血中濃度には個人差が生じ，有害事象の発現の個人差につながる．

● 4. 末期腎不全患者においては腎排泄性抗がん剤の厳密な用量調節を要する

末期腎不全患者では薬物排泄が遅延し過量投与となるリスクが生じる．ゆえに腎機能評価に基づく厳密な用量調節が，特に腎排泄性抗がん剤の場合は必要とされる．

実際の腎機能の指標として用いられるのは糸球体濾過速度（glomerular filtration rate: GFR）である．実臨床ではクレアチニン・クレアランス（creatinine clearance: Ccr）値で代用される．真の Ccr を算出するためには蓄尿が必要であることから実臨床においては血清クレアチニン値と性別・年齢・体重をもとに Cockcroft-Gault 式 表1 を用いて推定 Ccr が求められる場合が多い．多くの腎排泄性抗がん剤は，この推定 Ccr を目安に用量調節が行われる．

表1 Cockcroft-Gault式

$$Ccr\,(mL/min) = \frac{140 - age\,(years) \times body\;weight\,(kg)}{0.815 \times serum\;creatinine\,(mmol/L)} \times 0.85\,(female)$$

● 5. 血液透析中の抗がん剤投与については，用量調節と投与のタイミングが重要[1]

　血液透析の適応となる末期腎不全患者においては患者の腎機能は廃絶しており腎毒性を考慮する必要はないが，薬物排泄が遅延するリスクは十分ある．血液透析患者における薬物動態の理解のためには，投与経路や代謝・消失経路の理解に加え，蛋白結合率，分布容積（volume of distribution：Vd），抗がん剤の透析性なども考慮する必要がある．同時に，抗がん剤の透析性によっては透析による抗がん剤除去が効果減弱につながる可能性もある．血液透析患者に対する適切な薬物投与方法を考える上で，蛋白結合率が高い，分布容積（Vd）が大きいことが透析性が低いことを予測する理論的なパラメータとして重要である 図1 ．

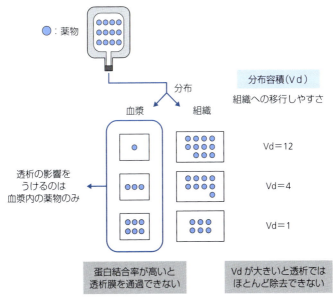

図1　抗がん剤の蛋白結合率・分布容積による透析性予測のイメージ

ゆえに血液透析中の抗がん剤治療では「用量調節」と「投与のタイミング」という2つの点に注意する必要がある．

　　分布容積と蛋白結合率は薬剤ごとに規定されています．透析性を考える際の理論として重要ですが，実臨床では実際に生体に投与してどうなるかという経験則も重要となります．理論を理解した上で，実臨床として慎重な投与を行う必要があります．

● 6. 投与の実際（具体例）[1]

- シスプラチン：用量依存性の有害事象（貧血，末梢神経障害など）があるため50〜75%程度の減量が必要とされる．腎毒性は加味しなくてよいのでhydrationは不要である．非透析日に投与した報告が多かったが，最近のガイドラインでは透析後の血中濃度再上昇の存在を根拠に，非透析日の投与を推奨している．
- パクリタキセル・ドセタキセル：いずれも肝代謝性で腎からの排泄は10%未満である．ゆえに減量の必要はなく透析とのタイミングも考慮する必要がないとされる．
- 5-FU：肝代謝がメインであり，腎排泄は10%未満とされ，透析患者でも減量の必要はないという報告が多い．ただしVdが小さいため透析による除去を受けると考えられ，透析直後に投与する．
- S-1，カペシタビン：透析を含む腎障害では禁忌とされており，現時点では透析患者への投与は推奨されていない．
- シクロフォスファミド：AUCが透析患者では大きくなるため，75% doseへの減量が推奨され，かつ血液透析で除去されるので透析後投与が必要である．
- イリノテカン：活性代謝物SN-38の尿中排泄率は1%未満であるため，理論的には腎機能低下例において減量する必要はない．しかし減量なしの投与での死亡例が報告されており，50〜

$125mg/m^2$ を透析後または非透析日に投与した報告例が存在することから $50mg/m^2$ weekly dosage の透析後または非透析日の投与が推奨される.

- 分子標的薬: 抗体薬・小分子化合物の多くが透析性が低いため, 透析とのタイミングにかかわらず投与可能とされる. 用量についてはそれぞれの薬剤での投与報告があり, 現状ではそれに準じて行うのが妥当である.
- 免疫チェックポイント阻害薬: 抗体薬なので透析とのタイミングにかかわらず投与可能と思われるが, 免疫関連有害事象がどのように発現するのかなど, 不明な点も多いので現時点では適応を慎重にすべきである. ペムブロリズマブについては投与がうまくいったとする症例報告がある[2].

昨今のがん薬物療法の進展によりがん患者の予後が良くなりつつあるため, 透析患者にもその恩恵を適切に享受いただくことが重要となっています. そのような背景があり, わが国でも学会レベルや施設レベルで透析患者に対するがん薬物療法の実際を検証する試みが始められているところです. 現時点ではこの項で述べたようなこれまでの報告・知見を参考に, 実臨床での投与を検討すべきです.

■文献

1) Janus N, Thariat J, Boulanger H, et al. Proposal for dosage adjustment and timing of chemotherapy in hemodialyzed patients. Annals of oncology: official journal of the European Society for Medical Oncology/ESMO. 2010; 21: 1395-403. Epub 2010/02/02.

2) Chang R, Shirai K. Safety and efficacy of pembrolizumab in a patient with advanced melanoma on haemodialysis. BMJ case reports. 2016; 2016. Epub 2016/09/24.

〈陶山浩一〉

III. がん治療時に遭遇しやすい問題: 腎・内分泌・代謝

Question 4 腫瘍崩壊症候群の予防と治療はどうすればよいですか？

Answer
- 腫瘍崩壊症候群（TLS）は，oncologic emergency である．
- 検査異常腫瘍崩壊症候群（LTLS）と臨床腫瘍崩壊症候群（CTLS）がある．
- 腫瘍崩壊症候群は，リスク評価をして対応を考えるべきである．
- 腫瘍崩壊症候群は，予防と治療方法がある．

解説

● 1. 腫瘍崩壊症候群は，oncologic emergency である[1]

腫瘍崩壊症候群とは，腫瘍細胞の急激な増大，あるいは治療による腫瘍細胞の崩壊により，細胞内から細胞外にカリウム，リン，尿酸が放出され，高カリウム血症，高リン血症，高尿酸血症，高リン血症に伴う低カルシウム血症を呈し，生命の危機にさらされる緊急症である．造血器腫瘍に多いことが知られている．その中でもバーキット白血病，バーキットリンパ腫，びまん性大細胞性B細胞性リンパ腫，急性骨髄性白血病と急性リンパ球性白血病で白血球が10,000以上のものがリスクが高い．最近固形がんの合併も多く報告されている．

> **ワンポイントアドバイス**
>
> 腫瘍崩壊症候群は，血液疾患に多いことが知られています
> が，固形がんにも合併します[2].
> 　血液悪性腫瘍の増殖，治療が腫瘍崩壊症候群の大部分をし
> めますが，化学療法の進歩により固形がんでも腫瘍崩壊症候群発症
> の報告が認められます．発症は，治療後が多く，リスクは，進展度高，
> 転移性腫瘍，ベースラインの腎機能低下，eGFR 低下，LDH 上昇，リ
> ン上昇，カリウム上昇，UA 上昇です．

● 2. 腫瘍崩壊症候群は，検査異常腫瘍崩壊症候群と臨床腫瘍崩壊症候群がある[3〜5]

　高カリウム血症，高リン血症，高尿酸血症が，ベースラインから
25％以上の変化が，治療開始 3 日前から開始後 7 日まで 2 項目以上
認められた場合を検査異常腫瘍崩壊症候群（laboratiry TLS：LTLS）
という 表1 .

　さらに，高カリウム血症による不整脈，心停止，高リン血症は，
カルシウムと結合し，リン酸カルシウム結晶は腎機能障害を，また
低カルシウム血症となり，筋肉痙攣，不整脈，心筋収縮力の低下な

表1 Laboratiry TLS

化学療法開始時 3 日前から開始後 7 日後までに以下が 2 個以上認められる	
高尿酸血症	基準値上限を超える
高カリウム血症	基準値上限を超える
高リン血症	基準値上限を超える

表2 Clinical TLS

Laboratiry TLS に加えて，下記の臨床症状が出現する	
腎機能：血清クレアチニンが 1.5 × 基準値上限以上	
不整脈，突然死	
痙攣	

どの症状を起こす．この意識障害，痙攣，不整脈，腎障害などが出現することを臨床腫瘍崩壊症候群（clinical TLS：CTLS）という 表2 ．

● 3．腫瘍崩壊症候群は，リスク評価をして対応を考えるべきである

腫瘍崩壊症候群は，疾患由来と治療合併症の場合があり，リスク評価が重要である．

リスク評価は，LTLSの有無，疾患によるTLSのリスク分類，腎機能によって行う．腫瘍量多，バルキー病変，化学療法の高感受性，腎機能障害の存在，腎毒性薬剤の使用がリスクを上げるといわれている．LTLSの有無は，カリウム値，リン値，尿酸値から判断し，LTLSがある場合には，CTLSの有無について検討し，予防か治療を行う 図1 ．

疾患によるTLSのリスク分類は，疾患により異なる 表3 ．低リスク群では，TLSの発症頻度は1％未満，中間リスク群では，TLSの発症頻度は1～5％，高リスク群では，TLSの発症頻度は5％以上である．さらに腎機能障害が合併すると，低リスク群が中間リスク群となり，中間リスク群が高リスク群となる 図2 ．

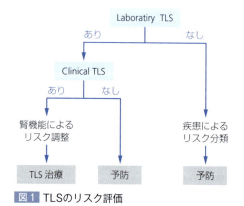

図1 TLSのリスク評価

表3 疾患によるTLSのリスク分類

低リスク群	白血病	慢性骨髄性白血病，慢性リンパ性白血病（アルキル化剤），急性骨髄性白血病（白血球数＜ 25,000/μL かつLDH ＜ 2 × 基準値上限）
	リンパ腫	ホジキン・小リンパ球性・濾胞・MALT・マントル細胞・皮膚T細胞・未分化大細胞リンパ腫，びまん性大細胞性B細胞・末梢性T細胞・成人T細胞・形質転換濾胞性・マントル細胞リンパ腫（LDH ＜基準値上限）
中リスク群	白血病	慢性リンパ性白血病（分子標的薬，生物学的製剤），急性骨髄性白血病（白血球数 25,000 〜 100,000/μL かつLDH ＞ 2 × 基準値上限），急性リンパ性白血病（白血球数＜ 100,000/μL かつLDH ＜ 2 × 基準値上限）
	リンパ腫	びまん性大細胞性B細胞・末梢性T細胞・成人T細胞・形質転換濾胞性・マントル細胞リンパ腫（LDH ＞基準値上限かつバルキー病変なし），バーキット・リンパ芽球性リンパ腫（臨床病期I,II期かつLDH ＜ 2 × 基準値上限）
高リスク群	白血病	急性骨髄性白血病（白血球数＞ 100,000/μL），急性リンパ性白血病（白血球数＜ 100,000/μL かつLDH ＞ 2 × 基準値上限あるいは白血球数＞ 100,000/μL），バーキット白血病
	リンパ腫	びまん性大細胞性B細胞・末梢性T細胞・成人T細胞・形質転換濾胞性・マントル細胞リンパ腫（LDH ＞基準値上限かつバルキー病変あり），バーキット・リンパ芽球性リンパ腫（臨床病期I,II期かつLDH ＞ 2 × 基準値上限あるいは臨床病期Ⅲ，Ⅳ期）

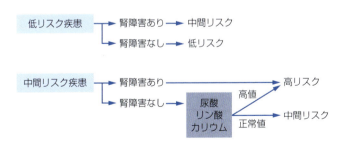

図2 腎機能障害によるリスク評価

III　がん治療時に遭遇しやすい問題: 腎・内分泌・代謝

● 4. 腫瘍崩壊症候群は，予防と治療がある

1 モニタリング

十分なモニタリングをしながら，治療を行う．低リスク群では，1日1回，中間リスク群では，8〜12時間ごと，高リスク群では4〜6時間程度ごとにモニタリングを行う．

2 予防

• 補液: 補液が基本である．特に中・高リスク群では1日2〜3Lの生理食塩水や0.45％食塩水の大量補液が必要である．尿量は，1時間当たり80〜100mLが維持されるようにする．

• 高尿酸血症: 尿酸生成抑制薬のアロプリノール，フェブキソスタット，トピロキソスタットがある．アロプリノールは，キサンチン，ヒポキサンチンから尿酸への代謝過程でキサンチンオキシダーゼ作用を競合的に阻害して低下させる．ゆえに，化学療法開始1〜2日前から投与する必要がある．ただし腎機能障害患者では，代謝産物のオキシプリノールの血中濃度が上昇する副作用が報告されており，減量の必要がある．腎機能障害患者では，投与において減量の必要がない肝代謝であるフェブキソスタットが望ましい．やはり化学療法開始1〜2日前から投与する必要がある．トピロキソスタットもフェブキソスタットと同様であり効果が期待されるが，TLSに対する報告はまだない．

3 治療—予防を行っていても臨床のTLSを発症した場合には速やかに行う

• 高尿酸血症: 尿酸を直接低下させるラスプリカーゼの投与が必要になる．ラスプリカーゼは，尿酸オキシダーゼであり，4時間で尿酸を正常化する．また尿酸から代謝されたアラントインは，尿に溶解されやすいので腎障害も起こしにくい．

• 高カリウム血症: K上昇や心電図変化が出現した場合には，ポリスチレンスルホン酸ナトリウム，ポリスチレンスルホン酸カルシウムの経口投与，加えてグルコースインスリン療法，炭酸水素ナトリウム，グルコン酸カルシウムの投与を行う．

130

- 高リン血症: 尿細管にリン酸カルシウムが沈着し，腎障害を起こす．水酸化アルミニウム，炭酸カルシウムなどのリン吸着薬を用いる．リン吸着薬は，腸管内でリンと結合し非吸収性化合物となり糞便中に排泄する．
- 低カルシウム血症: 不整脈，テタニー，痙攣などには，グルコン酸カルシウムの投与を行う．
- 難治な電解質異常: 電解質異常の補正が上記で改善しない場合，補液が必要だが腎機能低下があり心不全の恐れがある場合，アシドーシスが炭酸水素ナトリウムで改善しない場合には，腎代替療法が必要となる．腎代替療法は，カリウム，リン，尿酸のクリアランス上昇，アシドーシスの補正，急性腎障害の治療に効果がある．特に進行性に細部内物質が遊離している場合には，持続濾過透析の効果があり，置換量も 3 ～ 4L/時間でカリウムの再上昇を抑制する．しかし，急速にカリウムを低下させるには血液透析が最も効果がある．一方リンのクリアランスは，時間に依存し上昇するので持続濾過透析が効果がある．ただし，腫瘍崩壊症候群における腎代替療法開始時期に，明確な決まりはなく，透析については，ルーチンに行うものではないと考えられている．しかし，前述の電解質対策でも改善しない電解質異常，代謝性アシドーシス，利尿薬に反応しない心不全を発症時には腎代替療法を開始する[6]．

尿酸低下薬　ラスブリカーゼについて[7]

　腫瘍崩壊症候群発症予防には尿酸治療が重要です．以前は尿酸合成抑制薬と補液のみでしたが，現在は，すでに上昇した尿酸に対しては，尿酸分解酵素薬ラスブリカーゼが使用されます．ラスブリカーゼは，難溶性の尿酸を水溶性のアラントインに分解し尿酸値を低下させる薬剤です．効果は 4 時間でみられますが，遺伝子組み換えウリカーゼで異種蛋白のため抗体ができやすく，初回投与の 7 日間に限られます．

Memo

Onco Nephrologyという概念があります．これは，がんが死亡原因のトップで，高齢がん患者の増加に伴う腎機能障害合併者の増加と腎機能障害が治療の選択にも影響すること，また治療薬剤による腎機能障害発症のリスクなど，がん治療と腎臓は強い関連があることから生まれた概念です．

■ 文献

1) Samo J. Prevention and management of tumor lysis syndrome in adults with malignancy. J Adv Pract Oncol. 2013; 4: 101-6.
2) Mirrakhimov AE, Ali AM, Khan M, et al. Tumor lysis syndrome in solid tumors: An up to date review of the literature. Rare Tumors. 2017; 13: 5389.
3) Cario MS, Coiffier B, Reiter A, et al. Recommendations for the evaluation of risk and prophylaxis of tumor lysis syndrome in adults and children with malignant disease: an expert TLS pal consensus. Br J Hematol. 2010; 149: 578-86.
4) 日本臨床腫瘍学会，編．腫瘍崩壊症候群（TLS）診療ガイダンス．東京：金原出版；2013. p.1-54.
5) 福原　傑．高カルシウム血症と腫瘍崩壊症候群．日腎会誌．2017；59：598-605.
6) Wilson FP, Berns JS. Onco nephrology: tumor lysis syndrome. Clin J Am Soc Nephrol. 2012; 7: 1730-9.
7) Alkel N, Middeke JM, Schetelig J, et al. Prevention and treatment of tumor lysis syndrome, and the efficiency and role of rasburicase. Onco Targets Ther. 2017; 10: 597-605.

〈渋谷祐子〉

III. がん治療時に遭遇しやすい問題: 腎・内分泌・代謝

 低ナトリウム血症はどう補正したらよいですか？

Answer

- がん患者において，低ナトリウム（Na）血症は頻度の高い電解質異常である．
- がん患者における低 Na 血症の原因は，多彩である．
- がん患者の低張性低 Na 血症の鑑別時に，体液量評価が困難な場合がある．
- 低 Na 血症の治療は，症状，持続時間，体液量の状態により考慮する．
- SIADH の治療は，飲水制限や輸液内容の見直しを基本とする．

解説

1. がん患者の低 Na 血症

　がん患者は低 Na 血症の発症リスクが高い．低 Na 血症は，日常診療においてよく遭遇する電解質異常である．がん患者においても同様で，約 4%[1] から最大 47%[2] の発生頻度で報告されている．また，入院患者における低 Na 血症の約 14％は悪性腫瘍に関係し，その約半数は輸液が関連して発症したと推定されている[3]．

　がん患者の低 Na 血症は予後に関係する．がん患者の低 Na 血症は，治療の反応性，入院期間，生命予後との関連がある[4]．中等度から重症の低 Na 血症では，入院期間が 2 倍との報告がある．また，退院前に低 Na 血症を補正すると，再入院までの期間や死亡率を改善させる可能性も示されている．がん診療の際，低 Na 血症に対する認識を高め，特に最近の分子標的治療による治療時には，頻回な

III がん治療時に遭遇しやすい問題：腎・内分泌・代謝

モニタリングを行うべきである[5,6]．

● 2．がん患者の低 Na 血症の病態・原因[7〜9]

　血清 Na 濃度の異常は水分バランスの異常である．臨床現場のポイントは，血清 Na 濃度異常は Na バランスの異常ではなく，水分バランスの異常であり，さらに血清 Na 濃度の異常は血漿浸透圧の異常であることを理解する，この 2 点である．血漿浸透圧は 280 〜 290mOsm/L の範囲で厳密に調節されている．水分バランスは，①口渇中枢によって調節される水分摂取量と，②抗利尿ホルモン（antiduretic hormone：ADH）による腎臓からの水分排泄量で調節される．血漿浸透圧が上昇すると，前視床下部の浸透圧受容体が感知し下垂体後葉からの ADH 分泌を刺激する．ADH は腎集合尿細管の基底側の V2 受容体に結合し，アクアポリン 2 チャネルが尿細管腔側に移動し水の透過性が亢進する．ADH 分泌刺激の最大因子は血漿浸透圧上昇（1%上昇で分泌）である．さらに，10%以上の循環血漿量低下時も強力な ADH 分泌の刺激となり得る．

　がん患者の低 Na 血症の原因は多彩である 表1 ．大きく分けてがんそのものによる場合と，治療行為によって生じる場合がある．

表1 がんに伴う低Na血症の原因

- SIADH
- 消化管からの喪失（下痢や嘔吐など）
- 腎不全
- 薬物
- 副腎不全
- 肝不全
- 心不全（腫瘍性心膜炎）
- 中枢神経疾患
- 甲状腺機能低下
- 心因性多飲症
- 中枢性塩類喪失
- 腎性塩類喪失
- 不適切な点滴

がんそのものによる場合の原因として，抗利尿ホルモン不適切分泌症候群（syndrome of inappropriate antidiuretic hormone：SIADH）が最も一般的である．SIADH は血漿浸透圧が低く，体液量が正常にもかかわらず，すなわち ADH 分泌刺激がないにもかかわらず不適切に分泌されている病態である 表2 ．肺小細胞がんなどの異所性 ADH 産生腫瘍による SIADH が有名で，脳転移や肺転移腫瘍などで報告されている．ADH 分泌は悪心，疼痛，化学療法や抗うつ薬などでも不適切に起こり得る．抗がん剤では，ビンクリスチンやビンブラスチンは視床下部 - 下垂体に直接毒性を及ぼし ADH 分泌調節を障害する．シスプラチン，シクロホスファミドは ADH 分泌を促進する．がん患者に使用される三環系抗うつ薬やセロトニン再

表2 SIADH の診断 (「SIADH の診断と治療の手引き」平成 22 年度版より)

Ⅰ. 主症候

①脱水の所見を認めない．
②倦怠感，食欲低下，意識障害などの低ナトリウム血症の症状を呈することがある．

Ⅱ. 検査所見

①低ナトリウム血症: 血清ナトリウム濃度は 135mEq/L を下回る．
②血漿バゾプレシン値: 血清ナトリウム濃度が 135mEq/L 未満で, 血漿バゾプレシン濃度が測定感度以上である．
③低浸透圧血症: 血漿浸透圧は 280mOsm/kg を下回る．
④高張尿: 尿浸透圧は 300mOsm/kg を上回る．
⑤ナトリウム利尿の持続: 尿中ナトリウム濃度は 20mEq/L 以上である．
⑥腎機能正常: 血清クレアチニンは 1.2mg/dL 以下である．
⑦副腎皮質機能正常: 早朝空腹時の血清コルチゾールは 6μg/dL 以上である．

Ⅲ. 参考所見

①原疾患 表1 の診断が確定していることが診断上の参考となる．
②血漿レニン活性は 5ng/mL/h 以下であることが多い．
③血清尿酸値は 5mg/dL 以下であることが多い．
④水分摂取を制限すると脱水が進行することなく低ナトリウム血症が改善する．

［診断基準］
確実例: Ⅰの①およびⅡの①～⑦を満たすもの．

取り込み阻害薬,オピオイド,モノアミノ酸化酵素阻害薬もADH分泌を促進する 図1 .当然,血漿浸透圧が低くても循環血少量が低下すればADH分泌刺激となり体液量減少の低Na血症を呈する.下痢や利尿薬使用時,化学療法による腎性塩類喪失症候群(renal salt wasting syndrome: RSWS)や,がんの脳転移や頭部手術による中枢性塩類喪失症候群(cerebral salt wasting syndrome: CSWS)が鑑別にあがる 表3 .高齢者では,鉱質コルチコイド反応性低Na血症(mineralcorticoid responsive hyponatremia of the elderly: MRHE)も鑑別にあがる.

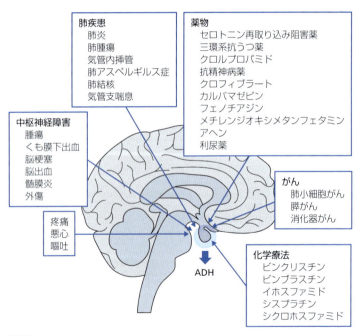

図1 低Na血症の鑑別診断

表3 SIADHとCSWSの鑑別ポイント

項目	SIADH	CSWS
循環血液量	→～↑	↓
ヘマトクリット	→	↑
尿中 Na 濃度	↑	↑↓
血清尿酸	↓	↓
低 Na 血症治療後の尿酸排泄率	→	↑
尿素窒素 / クレアチニン比	↓～→	↑
BNP	→	↑
治療	水制限	生理食塩水 鉱質コルチコイド

CSWS

　頭蓋内病変に合併する低 Na 血症の原因として，中枢性塩類喪失症候群があります．発症機序は，腎への交感神経刺激の減少，ANP や BNP 分泌亢進により，腎臓における Na と水の再吸収抑制から細胞外液量が減少し，非浸透圧刺激による ADH 分泌亢進と推察されています．SIADH と類似した病態を示しますが，水分制限は禁忌で，逆に水，Na の補充を行います．

鉱質コルチコイド反応性低 Na 血症（mineralcorticoid responsive hyponatremia of the elderly: MRHE）

　高齢者にみられる低 Na 血症で，SIADH と血液検査の結果が似ており，鑑別に難渋することもあります．発症に性差はなく高齢者低 Na 血症（130mEq/L 以下）の 1/4 は MRHE と報告されています．病態は，Na 摂取不足と，加齢からレニン・アルドステロン系の機能が低下し，代償的に ADH の分泌が亢進しているためと推察されています．SIADH と同様に水分制限を行うと血圧が低下します．治療には，鉱質コルチコイドを使用します．

Ⅲ　がん治療時に遭遇しやすい問題：腎・内分泌・代謝

● 3．がん患者の低 Na 血症の症状

　低 Na 血症は脳浮腫による中枢神経症状を認める．Na 濃度異常による臨床症状は，細胞外液の浸透圧（正確には張度）変化による脳細胞の大きさの変化から捉えると理解しやすい．低 Na 血症では脳浮腫から，意識障害，悪心・嘔吐，運動失調や痙攣発作などを認める．脳細胞は細胞外液の浸透圧低下に対し，細胞内の溶質を排泄する代償機構が作用する．早期には Na や Cl を，その後はグルタミン酸やタウリンなど有機物質が排泄され，脳細胞の浸透圧変化を代償する．そのため慢性に経過した低 Na 血症は，無症候であることが多いが，計算力の低下や集中力や認知機能の障害，転倒，骨粗鬆症のリスクになることが，最近になり認識されている．また，この代償機構は，急速な治療補正時の重篤な合併症である浸透圧性脱髄症候群（osmotic demyelinating syndrome：ODS）の発症に関連する．

● 4．がん患者の低 Na 血症の診断[9]　図2

　低 Na 血症の鑑別診断は血漿浸透圧の測定を行う．低 Na 血症の鑑別は，通常の鑑別アルゴリズムを使用する．まず血漿浸透圧を測定し，高張性低 Na 血症および等張性低 Na 血症を除外する．高張性低 Na 血症は，高血糖，マニトール，高浸透圧性造影剤により細胞内・外液の浸透圧格差が生じ，細胞内から外への水移動のため低 Na 血症を呈する．等張性低 Na 血症は，中性脂肪・コレステロール増加や，高蛋白血症によって血漿分画が減少し，偽性の低 Na 血症を呈する。臨床現場で遭遇する多くは，低張性低 Na 血症である．

　低張性低 Na 血症の鑑別には体液量の評価を行う．まず，体液量と尿浸透圧，尿中 Na 濃度を測定する．体液量が減少し尿浸透圧 100mOsm/L 以上では適切な非浸透圧刺激による ADH 分泌と捉える．体液量が正常であれば ADH の不適切な分泌が認められ，いずれも腎臓からの自由水排泄障害が存在することがわかる．時に，がん患者では，体液量，細胞外液量の評価が困難な場合がある．骨盤

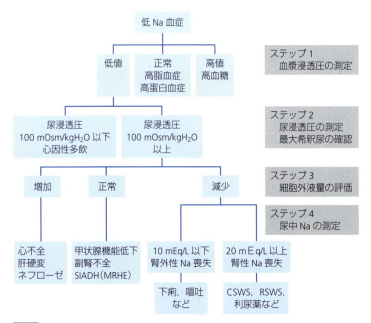

図2 SIADHの原因(「SIADH診断と治療の手引き」平成22年度版より著者作成)

内腫瘤にリンパ圧迫や深部静脈血栓症や腫瘤による下大静脈の圧迫などでは，細胞外液量は減少していても下腿浮腫をきたす．疼痛や不安から頻脈も起こり，特異的な所見ではない．

● 5．がん患者の低Na血症の治療[9〜11]

- 低張性低Na血症の治療の原則：低張性低Na血症以外の低Na血症自体に対する治療は不要で，原因への対処を行う．低張性低Na血症の治療は急性期（48時間以内）か慢性期（48時間以上）か，臨床症状（特に意識障害や痙攣などの神経症状）の有無によって考慮する．特に強調すべき点は，血清Na濃度異常の是正が主目的ではなく，神経症状の改善を重視した治療計画を立案することである．症状がある場合のNa濃度の補正の目安は，ODS

を予防するため最初の治療開始 24 時間では 5mEq/L，上限も 10mEq/L まで上昇させる．それ以後も 130mEq/L までは 24 時間ごとに 8mEq/L の上昇を目標とする．

- 症候性（意識障害，痙攣などを伴う）低 Na 血症の治療：集中治療管理下で頻回な血症・尿中 Na 濃度の測定を行い管理するのが望ましい．3％高張食塩水を用いた治療プロトコールでは，150mL を 20 分かけて静注を 5mEq/L の上昇，あるいは症状の改善があるまで繰り返す．症状改善後も 6 時間ごとの尿・血液検査を行う．過度の補正 5％ブドウ糖液とデスモプレシンを使用する．

- 無症候性低 Na 血症の治療：原因検索と病態に応じた対応となるが，不要な低張性輸液を中止する．方針は体液量の評価により治療をそれぞれ計画する．①体液量減少時には，Na 補充（生理食塩水や外液，高蛋白食，高塩食）投与する．低 K 血症があれば K も補給し，病態に応じてフルドロコルチゾンの投与を行う．②体液量過剰時には，食塩・飲水制限を行い，利尿薬を使用する．保険適用から（肝硬変や心不全を伴う場合），V2 受容体拮抗薬の投与も考慮できる．③体液量正常時には，それぞれの病態に応じた特異的な治療（甲状腺機能低下や副腎機能不全ではホルモン補充など）を行う．原因や病態が解除され治療が奏効しているかは，①尿中（Na + K）濃度＞血清 Na 濃度なら低 Na 血症は進行，②逆であれば血清 Na 濃度は改善すると判断できる．

- SIADH の治療：軽症例では，飲水制限や輸液内容の見直しで改善する．水分制限の目安は，総水分摂取量 15 〜 20mL/kg/日，あるいは尿中（Na + K）濃度 ＞ 血清 Na 濃度が 0.5 以下なら 1,000mL，0.5 〜 1.0 なら 500mL で，1.0 以上であれば水分制限の効果は期待できない．その他に，①尿浸透圧が高い（500mOsm/kg/H_2O 以上），②24 時間尿量が 1.5L 未満，③1L/日未満の水制限でも血清 Na 濃度上昇が 2mEq/L 日未満の場合も，期待できず早めに次の治療を考慮する．その際は，食塩負荷（200mEq/日以上），難治例には食塩水投与と利尿薬の併用，デメクロサイクリ

ンを 600 ～ 1,200mg/ 日の経口投与を行う．異所性バゾプレシン産生腫瘍が原因の場合，モザバプタン塩酸塩錠（フィズリン® 30mg）を 1 錠/日を食後に投与する．開始 3 日間で有効性が認められると，引き続き 7 日間まで継続投与が可能である．

バゾプレシン V₂ 受容体拮抗薬

腎集合管主細胞での ADH の作用を特異的に阻害する非ペプチド性拮抗薬です．国内では，異所性 ADH 産生腫瘍による SIADH に対してモザバプタン（フィズリン）が，希釈性の低ナトリウム血症を伴う心不全や肝硬変の体液過剰に対してトルバプタン（サムスカ®）が保険適用されています．

■ 文献

1) Berghmans T, Paesmans M, Body JJ. A prospective study on hyponatraemia in medical cancer patients: epidemiology, aetiology and differential diagnosis. Support Care Cancer. 2000; 8: 192-7.

2) Doshi SM, Shah P, Lei X, et al. Hyponatremia in hospitalized cancer patients and its impact on clinical outcomes. Am J Kidney Dis. 2012; 59: 222-8.

3) Gill G, Huda B, Boyd A, et al. Characteristics and mortality of severe hyponatraemia--a hospital-based study. Clin Endocrinol (Oxf). 2006; 65: 246-9.

4) Castillo JJ, Glezerman IG, Boklage SH, et al.The occurrence of hyponatremia and its importance as a prognostic factor in a cross-section of cancer patients. BMC Cancer. 2016; 16: 564.

5) Castillo JJ, Vincent M, Justice E. Diagnosis and management of hyponatremia in cancer patients. Oncologist. 2012; 17: 756-65.

6) Berardi R, Santoni M, Rinaldi S, et al. Risk of hyponatraemia in cancer patients treated with targeted therapies: a systematic review and meta-analysis of clinical trials. PLoS One. 2016; 11: e0152079.

7) Rosner MH, Dalkin AC. Electrolyte disorders associated with cancer. Adv Chronic Kidney Dis. 2014; 21: 7-17.

8) Khan MI, Dellinger RP, Waguespack SG. Electrolyte disturbances in critically ill cancer patients: an endocrine perspective. J Intensive Care Med. 2017 Jan 1:

885066617706650

9) Berardi R, Rinaldi S, Caramanti M, et al. Hyponatremia in cancer patients: time for a new approach. Crit Rev Oncol Hematol. 2016; 102: 15-25.
10) Spasovski R, Vanholder R, Allolio B, et al. Clinical practice guidelines on diagnosis and treatment of hyponatremia. Nephrol Dial Transplant. 2014; 29 (suppl 2): ii1-ii39.
11) Verbalis JG, Goldsmith SR, Greenberg A, et al. Diagnosis, evaluation, and treatment of hyponatremia; expert panel recommendations. Am J Med. 2013; 126 (10 Suppl 1): S1-42.

〈佐々木 環　柏原直樹〉

Ⅲ. がん治療時に遭遇しやすい問題：腎・内分泌・代謝

6 高カルシウム血症の臨床像と治療法を教えてください

Answer

▶ 悪性腫瘍に伴う高カルシウム（Ca）血症（malignancy-associated hypercalcemia: MAH）は，腫瘍細胞からの副甲状腺ホルモン関連蛋白（parathyroid hormone-related protein: PTHrP）などの産生による腫瘍随伴体液性高 Ca 血症（humoral hypercalcemia of malignancy: HHM）と，局所性骨融解性高 Ca 血症（local osteolytic hypercalcemia: LOH）に大別される．

▶ MAH は悪性腫瘍の末期に出現し，急速に進行することが多い．

▶ MAH の治療には，脱水の補正とともに主にビスホスホネート製剤が使用される．

解説

● 1. MAH の病型，発症機序 表1

　血中 Ca 濃度は，腸管からの Ca 吸収，腎臓での Ca ハンドリング，および骨吸収と骨形成による Ca の骨との移動により調節されている．このうち骨は，体内の Ca の 99％以上を含有する膨大な Ca の貯蔵庫としても機能している．したがって MAH の発症に当たっては，骨吸収の亢進による骨から血中への Ca の動員が主要な役割を果たしている場合が大部分である．

　MAH は，腫瘍細胞による副甲状腺ホルモン関連蛋白（parathyroid hormone-related protein: PTHrP）などの液性因子産生による腫瘍

表1 悪性腫瘍に伴う高カルシウム血症の病型

	原因	Ca	リン	PTH	PTHrP	1,25 (OH)$_2$D
HHM	PTHrP 産生腫瘍	↑	↓〜→	↓	↑	↓〜→
	1,25 (OH)$_2$D 産生腫瘍	↑	→〜↑	↓	→*	↑
	異所性 PTH 産生腫瘍	↑	↓〜→	↑	→*	→〜↑
LOH		↑	→〜↑	↓	→*	↓

PTHrP: parathyroid hormone-related protein
1,25 (OH)$_2$D: 1,25-dihydroxyvitamin D
PTH: parathyroid hormone
HHM: humoral hypercalcemia of malignancy
LOH: local osteolytic hypercalcemia
* 現状の測定法には基準値下限が設定されていない.

随伴体液性高 Ca 血症（humoral hypercalcemia of malignancy：HHM）と，局所性骨融解性高 Ca 血症（local osteolytic hypercalcemia：LOH）に大別される[1]．このうち PTHrP は，PTH と共通の祖先遺伝子に由来すると考えられている蛋白である[2]．PTH と PTHrP は，同一の PTH1 受容体（PTH/PTHrP 受容体）に結合することにより作用を発揮する．PTH は，骨吸収の亢進と腎遠位尿細管 Ca 再吸収の促進により，血中 Ca 濃度を上昇させる．PTH はまた，近位尿細管での 1,25-水酸化ビタミン D ［1,25 (OH)$_2$D］産生を促進することにより，腸管 Ca 吸収も促進する．PTHrP は，PTH と同様の機序により高 Ca 血症を惹起するものと考えられる．ただし，PTH 作用過剰による原発性副甲状腺機能亢進症では，血中 1,25 (OH)$_2$D 濃度は高値を示すことが多いのに対し，HHM 患者では 1,25 (OH)$_2$D はむしろ低値〜正常低値である．この機序として，HHM では PTHrP 以外の液性因子が産生されている可能性などが考えられている．

PTHrP 産生による HHM は，扁平上皮がんや腎尿路系悪性腫瘍に多くに認められる．ただし PTHrP 産生による高 Ca 血症は，成

人T細胞白血病[3]や肉腫など，非上皮系悪性腫瘍を含め，多種類の悪性疾患で報告されている．PTHrPに加え，一部の悪性リンパ腫では，リンパ腫細胞からの1,25(OH)$_2$D産生による高Ca血症が報告されている[4]．また稀に，腫瘍細胞が異所性にPTHを産生し，高Ca血症が惹起されることもある．これらの1,25(OH)$_2$DやPTHによる高Ca血症も液性因子によるものであるが，通常HHMはPTHrP産生腫瘍による高Ca血症を指している．

一方LOHでは，骨局所に存在する腫瘍細胞が，破骨細胞による骨吸収を促進することにより高Ca血症が惹起される．多発骨転移や多発性骨髄腫が，LOHの代表例である．

● 2. MAHの臨床像

MAHは，悪性腫瘍の末期に発症し，急速に進展することが多い．高Ca血症は，間質性腎炎の惹起や尿細管閉塞などの機序により，腎機能障害を惹起する．また高Ca血症により抗利尿ホルモン作用障害から脱水が起こり，これにより腎尿細管Ca再吸収が亢進する．いったん腎機能障害が発症すると，尿中Ca排泄の低下から高Ca血症がさらに悪化する．したがってMAHでは，高Ca血症と腎機能障害の間に悪循環が形成されることが多い 図1 ．

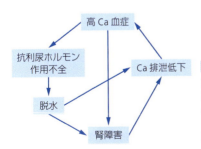

図1 高Ca血症と腎機能障害

高Ca血症は腎機能障害を惹起するとともに，抗利尿ホルモン作用不全から脱水を起こし，尿中Ca排泄をさらに低下させる．したがって，高Ca血症と腎機能障害の間に悪循環が形成される．

● 3. MAH の診断と治療

　高 Ca 血症による症状は，意識障害や便秘，倦怠感など，非特異的である．ただし MAH は悪性腫瘍の末期に発現することが多いことから，高 Ca 血症の存在に気づかれた時点では，原発腫瘍の存在が明らかな場合がほとんどである．高 Ca 血症が発見された場合には，PTH や PTHrP などの測定により，病因を明らかにする 表1 ．

　MAH の治療にあたっては，脱水の是正と骨吸収抑制薬の投与が主となる．体液量に注意しつつ，生理食塩水の補液を行い，脱水の補正後は尿細管 Ca 再吸収を抑制するループ利尿薬を併用することがある．脱水の是正は，腎機能障害を改善するとともに，尿中 Ca 排泄を促進し，高 Ca 血症の改善に寄与する．骨吸収抑制薬としては，ビスホスホネート製剤の経静脈投与が主に使用される．現状では，ゾレドロン酸，パミドロン酸，アレンドロン酸が本症に対し使用可能である．カルシトニン誘導体であるエルカトニンは，ビスホスホネート製剤より迅速に血中 Ca 濃度を低下させ得る．ただしエルカトニンには，連続使用により効果が減弱するエスケープ減少が知られており，またその Ca 濃度低下作用もビスホスホネート製剤に比較し弱い．

■ 文献

1) Stewart AF. Hypercalcemia associated with cancer. N Engl J Med. 2015; 351: 373-9.
2) Suva LJ, Winslow GA, Wettenhall RE, et al. A parathyroid hormone-related protein implicated in malignant hypercalcemia: cloning and expression. Science. 1987; 237: 893-6.
3) Motokura T, Fukumoto S, Matsumoto T, et al. Parathyroid hormone-related protein in adult T-cell leukemia-lymphoma. Ann Intern Med. 1989; 111: 484-8.
4) Breslau NA, McGuire JL, Zerwekh JE, et al. Hypercalcemia associated with increased serum calcitriol levels in three patients with lymphoma. Ann Intern Med. 1984; 100: 1-6.

〈福本誠二〉

III. がん治療時に遭遇しやすい問題：腎・内分泌・代謝

 7 がん治療が必要な糖尿病患者の血糖管理はどうすればよいですか？

Answer

▶ がん患者の周術期の血糖管理は，術後の感染症，創傷治癒の遅延，血糖上昇を予防するために行い，術前はHbA1c 7％未満を目標にする．

▶ がん患者の周術期の血糖管理の基本はインスリン強化療法である．術前に内服薬は可能な限り，インスリン療法に切り替える．

▶ がん患者の化学療法時の血糖管理は，ステロイド治療による血糖上昇や消化器症状による摂食量減少に対する血糖低下に対応する必要がある．

解説

● 1. がん患者の周術期の血糖管理の意義と化学療法時の血糖変動

がん患者における血糖管理は，さまざまな因子が加わるため，血糖変動が大きく時として困難になる．したがって，周術期および化学療法時においては特に細やかな血糖管理が必要になる．一般に術前，術中の血糖管理の目的は，術後の感染症，創傷治癒の遅延の防止や，術後血糖の悪化を抑えるために行われる．術後は手術侵襲の程度により血糖上昇の程度が異なり，感染症などの合併により血糖が変動しやすく，さらに注意が必要である．また，化学療法時はステロイド使用による血糖上昇や，消化器症状による食事量の減少により，血糖は非常に変動しやすく，さらに注意深い血糖管理が必要となる．

2. がん患者の周術期の血糖管理の方法

手術と血糖管理については多くの論文があるが，術前血糖管理の目安としては HbA1c 7%未満，軽微な侵襲の場合は 8%未満とされることが多い．血糖値では空腹時血糖 140mg/dL，食後血糖 180mg/dL 未満が目安である．術前の血糖管理の基本はインスリン強化療法である[1,2]．術前は可能な限り経口薬を中止して，インスリンに切り替えることが望ましい．インスリン治療の原則は，持効型インスリンにより空腹時血糖を低下させ，食後，次の食前血糖を元に追加インスリンを加える 表1．内服薬のうち特に SU 薬やビグアナイド薬は術中，術後に低血糖や乳酸アシドーシスをもたらすリスクがあり，術前数日を目安に中止しておく．DPP-4 阻害薬はその安全性から，術前まで投与されている場合もある．速効型インスリン分泌促進薬，α-グルコシダーゼ阻害薬は作用時間が短いため，必要があれば術前日まで投与は可能である．インスリン抵抗性改善薬は，作用が持続するが，術前後で血糖に対して急激な変化をもたらさないため随時中止は可能である．SGLT2 阻害薬に関しては一定の見解が示されていないが，ケトーシスの予防などのため，

表1 インスリン強化療法時のインスリンの増減

朝食前	140 mg/dL 以上	基礎インスリン	1〜2単位増量
昼食前	140 mg/dL 以上	朝食前インスリン	1〜2単位増量
夕食前	140 mg/dL 以上	昼食前インスリン	1〜2単位増量
就寝前	180 mg/dL 以上	夕食前インスリン	1〜2単位増量

※ ただし，基礎インスリン増量時は，Somogyi 効果に注意（夜間〜早朝の血糖確認）

朝食前	90 mg/dL 以下	基礎インスリン	1〜2単位減量
昼食前	90 mg/dL 以下	朝食前インスリン	1〜2単位減量
夕食前	90 mg/dL 以下	昼食前インスリン	1〜2単位減量
就寝前	140 mg/dL 以下	夕食前インスリン	1〜2単位減量

数日前から中止しておくことが望ましい．ただしこの時は，血糖値の上昇が考えられ，インスリンの増量が必要となる．

術中，術後の血糖管理も基本的にはインスリンによるコントロールを行う．血糖管理の目標値は，厳格にコントロールしすぎると，低血糖の頻度が増加しかえって死亡率が増すとの報告もあり，最近では低血糖を意識した基準が示されることが多い[2]．米国糖尿病学会では重症患者の目標値は 140 ～ 180mg/dL，70mg/dL 以下の低血糖の危険がなければ時に 140mg/dL 未満を目指すとされる[3]．非重症者では明確な基準は示されていないが，食前 100 ～ 140mg/dL，随時で 180mg/dL 未満がこれまでの指針である．実際の投与法としては絶食期間中は，原則として輸液中のブドウ糖濃度を一定にして，それに合わせてインスリンを用いる．一般的には術前に使用していた基礎インスリン量を目安に 1 日のインスリン量を決めるが，原則的にはブドウ糖 5 ～ 10g 対して速効型インスリン 1 単位を輸液内に混注するか，シリンジポンプを用いて持続的にインスリンを注入する．シリンジポンプを用いる場合は速効型インスリン 50 単位を生理食塩水 50mL で希釈して，1 単位/mL にすると調整しやすい．最近では，インスリンの持続的投与の代わりに持効型インスリンをそのまま投与継続する場合もある．血糖値の補正は，6 時間ごとを目安に血糖を測定し，スライディングスケール 表2-A を用いて適宜インスリンを投与する．食事再開後は，術前の追加インスリン量を目安に各食前に超速効型インスリンを投与する．インスリン量が不明確な時は，適宜スライディングスケール 表2-B を用いて調整し，その後，血糖に応じてインスリンを補正して，数日でインスリン量を固定する 表1 ．

主に術中および ICU で用いられる血糖管理の方法としては，インスリンをシリンジポンプで投与しつつ，頻回の血糖管理によりアルゴリズムを用いて，インスリンの投与量を調節する方法がある．Yale 大学のプロトコールが有名だが[4]，その他多くのプロトコールが報告されている[5,6]．手術侵襲が大きく血糖変動が大きくなる時

Ⅲ　がん治療時に遭遇しやすい問題: 腎・内分泌・代謝

表2 スライディングスケール

血糖値	スケール A	スケール B
mg/dL	速効型・超速効型インスリン（単位）	速効型・超速効型インスリン（単位）
〜 100	0	0
101 〜 150	0	2
151 〜 200	0	4
201 〜 250	2	6
251 〜 300	4	6
301 〜 400	6	8
401 〜	8	10

※ ステロイド使用時のインスリンは通常量にスケール A 分を追加する

には有用である．また，最近では CGM 装置を用いることにより，より綿密な血糖管理も可能になりつつある．加えて，保険収載もされ取り扱いが簡便化された人工膵臓を用いた血糖管理を行っている施設もある．

● 3．がん患者の化学療法時の血糖管理の留意点

　化学療法時の注意点は，ステロイドの併用による血糖上昇と消化器症状に伴う食事量減少による血糖低下である．したがって，化学療法時は，原則的にはその調整のためインスリン強化療法が必要となる．ビグアナイド薬，SGLT2 阻害薬，SU 薬は化学療法時には用いない．ステロイドの中でも作用時間の長いデキサメサゾン，ベタメサゾンを投与する時は 1 日全体に血糖上昇を示すため，基礎インスリンである持効型インスリンを，空腹時血糖を目安に増量する．比較的作用時間の短いプレドニゾロンの場合は，朝食前血糖は内因性のステロイドホルモン抑制のため低めとなるが，ステロイドの作用により昼食前・夕食前血糖が上昇しやすい．この時持効型インス

150

リンは増量せず，朝・昼の追加インスリンの増量が必要である．増
量する量が不明な時はスライディングスケール 表2-A を併用して，
血糖に応じて追加インスリンを増量する．消化器症状が強く食事摂
取量が不明な時は，食事量に合わせて食後にインスリンを投与す
る．一般的には食事摂取量が通常の半量であれば半量のインスリン
を，3割未満の時は中止とする．ただし，持効型インスリンは食事
量に関係なく，通常通り投与をする．摂食が不可能な場合は，術後
の血糖管理と同様に，輸液のブドウ糖に合わせて，輸液内にインス
リンを投与し，スライディングスケール 表2-A を併用して血糖を調
整する．

■文献

1) 森川秋月，羽田勝計．Ⅶ 特殊な病態における血糖管理 周術期の血糖管理．日
   臨．2012；70，Suppl 3：814-8．
2) 西澤 誠．併存疾患からみた治療と兼科のポイント 消化管周術期の注意点．
   Medicina．2014；51：1428-32．
3) American diabetes association. Standards of medical care in diabetes-2017.
   14. Diabetes care in the hospital. Diabetes Care. 2017; 40: S120-7.
4) Goldberg PA, Siegel MD, Sherwin RS, et al. Implementation of a safe and
   effective insulin infusion protocol in a medical intensive care unit. Diabetes
   Care. 2004; 27: 461-7.
5) Krikorian A, Ismail-Beigiet F, Moghissi ES, et al. Comparisons of different
   insulin infusion protocols: a review of recent literature. Curr Opin Clin Nutr
   Metab Care. 2010; 13: 198-204.
6) Blaha J, Kopecky P, Matias M, et al. Comparisons of the three protocols for
   tight glycemic control in cardiac surgery patients. Diabetes Care. 2009; 32:
   757-61.

〈森田 浩〉

III. がん治療時に遭遇しやすい問題: 腎・内分泌・代謝

がん患者にみられる低血糖の鑑別法と治療法について教えてください

Answer

▶ 低血糖の原因となる病態は多岐にわたり，まずは原因鑑別が重要である．

▶ 低血糖が空腹時にみられ，低血糖時の血中インスリンが低値，かつ大きなサイズの膵外（非膵島細胞）腫瘍が認められる場合にはインスリン様成長因子（insulin-like growth factor: IGF）-Ⅱ産生腫瘍による低血糖の可能性がある．

▶ IGF-Ⅱ産生膵外腫瘍による低血糖症では血清中に大分子量のIGF-Ⅱが認められる．本症では腫瘍切除術により低血糖が消失するが手術困難な症例ではブドウ糖や副腎皮質ステロイド剤投与などの対症的治療を余儀なくされる．

解説

● 1. 低血糖の原因となる病態は多岐にわたり，まずは原因鑑別が重要である

　低血糖とは，血糖値が著しく低下した状態で一般的には血糖値55mg/dL（3mmol/L）未満を指す．成人における低血糖症でみられる症状を表1に示す．低血糖症の際に現れる症状は自律神経症状と神経組織における糖欠乏症状とに大別される．前者は血糖低下に伴い自律神経系の亢進によりカテコラミン（エピネフリン，ノルエピネフリン）が分泌されることに由来する．症状として空腹感，発汗，動悸，振戦，不安感などが生じる．一方ブドウ糖は中枢神経が活動する際の主たるエネルギー源であり，低血糖により脳のブドウ

表1 成人にみられる低血糖症の症状

自律神経症状	神経組織における糖欠乏症状
発汗	脱力，疲労感
動悸，頻脈	頭痛，めまい
振戦	認知や行動の異常
空腹感	痙攣
不安感	昏睡

糖欠乏が生じると種々の中枢神経症状が起こる．中枢神経症状として疲労感や脱力，頭痛，認知や行動の異常などがみられ，より長時間の糖欠乏状態に晒されれば意識障害，痙攣をきたし，生命にかかわる．通常は自律神経症状が出現する際の血糖の閾値は神経組織において糖欠乏症状が生じる血糖の閾値より高いため，まずは中枢神経症状に先行して血糖低下に対する警戒症状として自律神経症状が現れる．しかし，低血糖を繰り返して発症すると血糖低下に対する拮抗ホルモンの反応性の閾値はより低い血糖値の方向にシフトすることが知られており，警戒症状としての自律神経症状が現れずに，急速に意識障害など重篤な中枢神経症状が起こり得る．

　表2 に成人期における低血糖症の原因を示す．種々の病態が低血糖の原因となるので，どういう状況で低血糖がみられるのか（空腹時または食後反応性など），血糖値に影響する薬剤使用歴の有無などを確認する．空腹時低血糖症の内因性の原因として一般的に頻度が高いのはインスリノーマであるが，悪性腫瘍またその既往を有する症例でみられる可能性が高い病態としては，高度の栄養障害，副腎不全の合併（下垂体機能低下症や副腎不全によるコルチゾール欠乏），膵外（非膵島細胞）腫瘍による低血糖，重篤な臓器障害による低血糖（肝障害，腎障害）などがあげられる．外因性の原因としては糖尿病合併症例における糖尿病治療薬（インスリン，経口血糖降下薬など）投与によるものが多い．さらに食後一過性の血糖上昇に引き続いて生じる反応性低血糖症の原因として胃がんによる胃切

153

III がん治療時に遭遇しやすい問題：腎・内分泌・代謝

表2 成人期における低血糖症の原因

A. 空腹時低血糖症

内因性

- インスリン依存性（インスリン過剰による）
  インスリノーマ
- インスリン非依存性
  重要臓器障害（肝障害，腎障害，心不全）
  敗血症
  続発（下垂体）性副腎皮質機能低下症（ACTH欠乏）
  原発性副腎皮質機能低下症（コルチゾール欠乏）
  膵外（非膵島細胞）腫瘍
  高度栄養障害，神経性やせ症
  インスリン自己免疫症候群

外因性（薬剤性）

糖尿病治療薬によるもの
  インスリン
  経口血糖降下剤
その他の薬剤によるもの
アルコールによるもの

B. 反応性低血糖症

初期のⅡ型糖尿病に関連した反応性低血糖症
胃切除後の食事性低血糖
特発性・機能性

除後の食事性低血糖があげられる．

　空腹時内因性低血糖の場合，まずは IRI, CPR を血糖と同時に測定し，血糖低下がインスリン過剰に由来するものであるか否かを評価する．あわせてインスリン抗体も測定する．

　低血糖（< 55mg/dL）出現時の血中 IRI > 3μU/mL または CPR > 0.6ng/mL であればインスリノーマの可能性がある[1]．インスリノーマは膵臓内に発生するインスリン産生腫瘍であり，約90％は良性であるが5〜10％は悪性である．

　インスリンによる治療歴がないのにインスリン抗体が陽性の場合，インスリン自己免疫症候群を考える．インスリンに対する自己

154

抗体が産生され，抗体に結合して大量に存在する血中インスリンが突然遊離し低血糖を生じる疾患である．頻度は稀であるが自己免疫疾患に併発することがある．自己抗体の存在のため血中 IRI は著しい高値となる．

インスリン分泌が抑制された低血糖症（インスリン非依存性低血糖症）である場合は血中 ACTH，コルチゾールなどインスリン拮抗ホルモンの測定を行う．頻度は比較的稀であるが担がん患者において両側副腎や下垂体領域に転移病巣を生じ，原発性，続発性副腎不全による低血糖症をきたすこともある．

インスリン非依存性低血糖症であり，かつ明らかな副腎不全，低栄養，その他の重要臓器障害が認められない場合は，次項に述べる膵外腫瘍による低血糖症の可能性を考慮する．

● 2. 低血糖が空腹時にみられ，低血糖時の血中インスリンが低値，かつ大きなサイズの膵外（非膵島細胞）腫瘍が認められる場合にはインスリン様成長因子（insulin-like growth factor: IGF）-Ⅱ産生腫瘍による低血糖の可能性がある

低血糖時のインスリン分泌が抑制されている場合，画像診断で膵外（非膵島細胞）腫瘍が認められれば膵外腫瘍による低血糖症（non-islet cell tumor hypoglycemia: NICTH）を疑う．NICTH の多くは IGF-Ⅱ産生腫瘍である．IGF-Ⅱはインスリンの前駆体であるプロインスリンと相同性の高いペプチドであり，生体内でインスリン受容体に結合して血糖降下作用を有する．原因となる腫瘍は多岐にわたるが，筆者らの検討では肝細胞がん，線維腫，中皮腫，血管周囲細胞腫，肉腫などによるものが多かった[2]．腫瘍は主に胸腔内，後腹膜または腹腔内に生じ長径が 10cm を超える大きなサイズの腫瘍が多い．

● 3. IGF-Ⅱ産生膵外腫瘍による低血糖症では血清中に大分子量のIGF-Ⅱが認められる．本症では腫瘍切除術により低血糖が消失するが手術困難な症例ではブドウ糖や副腎皮質ステロイド剤投与など対症的治療を余儀なくされる

　IGF-Ⅱ産生NICTHでは腫瘍から前駆体（pro IGF-Ⅱ）からのプロセシングが完全ではない分子量の大きいIGF-Ⅱが産生されており，本症の診断にはこの血中大分子量IGF-Ⅱの検出が有用である（ワンポイント参照）[3]．大分子量IGF-Ⅱは血中に遊離型として存在する比率が増加するなど，正常IGF-Ⅱとは血中存在様式が異なり，標的臓器のインスリン受容体に結合しやすいことが低血糖発症の一因と考えられている[3]．IGF-Ⅱ産生NICTHでは血中IGF-Ⅰは抑制され著しく低値となる．一方，血中IGF-Ⅱ濃度自体は上昇せずに基準値内に留まる症例が多く，本症の診断に際して血中IGF-Ⅱ濃度を測定する有用性は低い[2]．

　本症では腫瘍が外科的に切除できれば術後血中大分子量IGF-Ⅱは著明に減少し低血糖も消失する．低血糖を呈した肝細胞がん症例に対するアドリアマイシンの局所投与など，NICTHの原因となった腫瘍を化学療法など何らかの局所療法で制御することにより低血糖をコントロールし得た症例も報告されている．しかし実際には腫瘍の進展や遠隔転移により腫瘍切除が困難な症例も多い．手術困難な症例ではブドウ糖や副腎皮質ステロイド剤投与など対症的治療を余儀なくされる．血糖コントロールを主目的とした場合，グルココルチコイドが有用との報告が多くプレドニゾンとして30～60mg相当を要する症例が多い[4]．

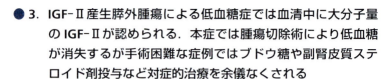

　現在のところ国内の検査センターではIGF-Ⅱの測定，解析は一般的に行われていません（2018年4月現在）が，筆者らの研究室ではWestern immunoblot法を用いて大分子量IGF-Ⅱの検出を行っています．

■ 文献

1) Cryer PE, Axelrod L, Grossman AB, et al. Evaluation and management of adult hypoglycemic disorders: an Endocrine Society Clinical Practice Guideline. J Clin Endocrinol Metab. 2009; 94: 709-28.

2) Fukuda I, Hizuka N, Ishikawa Y, et al. Clinical features of insulin-like growth factor-II producing non-islet-cell tumor hypoglycemia. Growth Horm IGF Res. 2006; 16: 211-6.

3) Dynkevich Y, Rother KI, Whitford I, et al. Tumors, IGF-2, and hypoglycemia: insights from the clinic, the laboratory, and the historical archive. Endocr Rev. 2013; 34: 798-826.

4) Bodnar TW, Acevedo MJ, Pietropaolo M. Management of non-islet-cell tumor hypoglycemia: a clinical review. J Clin Endocrinol Metab. 2014; 99: 713-22.

〈福田いずみ〉

IV. がん治療時に遭遇しやすい問題: その他

Question 1 がん治療時に循環器疾患を有する場合，がん治療においてどのような点に注意が必要ですか？

Answer

► 循環器疾患を合併する症例に対し腫瘍循環器的アプローチを行う．
► がん治療前の循環器リスク因子の層別化を行いがん治療の最適化をプランニングする．
► 心毒性の早期発見・早期治療を行うことでがん治療の適正化を図る．
心不全/心機能障害においてがん治療薬，病態に合わせた対応が重要である．
► がん関連血栓症，特に近年増加しているがん治療関連血栓塞栓症が重要である．

解説

● 1. 循環器疾患を合併する症例に対し腫瘍循環器的アプローチを行う

がん治療は外科的治療に加え，放射線療法，化学療法などの進歩により高度化する一方で高血圧，糖尿病，虚血性心疾患など循環器領域のリスクを有する症例に対し集学的治療を行われる例が少なくない．そこで，循環器疾患を合併する症例に対して図1 に示すように腫瘍循環器的アプローチを行う．がん治療により出現する心血管系合併症（心毒性）の発症をあらかじめ予想し，がん治療がより有効にかつ安全に施行できることを目的とする．さらに心毒性発症予防とともにがん治療開始後は心毒性の早期発見ならびに循環器専

1. 心毒性の発症予防
   リスクの層別化・リスク因子の最適化

2. 心毒性の早期発見，早期治療

3. がん治療・病態に合わせた対応

図1 心毒性に対する腫瘍循環器的アプローチ

門医（腫瘍循環器医）により合併する循環器疾患への治療介入によるがん治療の適正化を図る[1].

2. がん治療前の循環器リスク因子の層別化を行いがん治療の最適化をプランニングする

　心毒性発症の予防を目的として，がん治療開始前に循環器リスク因子の層別化を行う．層別化は表1に示すように，患者の年齢，心血管疾患の既往そして家族歴を確認する．リスク因子として糖尿病，慢性腎障害の有無に加え，脳・心・腎の標的臓器障害の有無，メタボリックシンドロームまたは動脈硬化危険因子を複数有する病態などによりリスク層別化を行う．そしてがん治療開始前にこれら

表1 心血管系リスク因子の層別化

1. 年齢，心血管疾患の既往歴，家族歴
2. 心血管病リスクの有無
   心血管病リスク（危険因子・臓器障害）
   ・糖尿病
   ・慢性腎障害（CKD）
   ・標的臓器障害（脳・心・腎）を有する（心血管病合併）
   ・メタボリックシンドローム（4因子すべて有する）
   　（内臓脂肪型肥満・血圧高値・糖代謝異常・脂質代謝異常）
   ・動脈硬化危険因子を3以上有する
   　（喫煙・脂質異常症・高血圧・肥満・CKD・高齢・若年発症心血管病の家族歴）

リスク因子のコントロールを行うことでがん治療のリスク軽減を目指す．

腫瘍循環器外来（Onco-Cardiology Unit）

　がんと循環器疾患患者の増加とともにがん患者の予後改善によるがん長期生存例やがんサバイバーが急増しています．その一方で分子標的薬の登場と放射線療法の進歩により心毒性を示す症例が増加し，がんと循環器の両者を新しい視点で診療する医療の必要性が高まっています．このような背景のもと「がんと循環器」を診療する腫瘍循環器外来が注目されています[2]．

● 3. 心毒性の早期発見・早期治療を行うことでがん治療の適正化を図る

　心不全/心機能障害においてがん治療薬，病態に合わせた対応が重要である．

　心毒性はアントラサイクリン心筋症の出現以来分子標的薬の登場により大きく変化している．①心不全/心機能低下，②虚血性心疾患，③高血圧，④血栓塞栓症，⑤不整脈（徐脈，QT延長）に分類され[3]．なかでも心不全/心機能障害はがん治療関連心筋障害（cancer therapeutics-related cardiac dysfunction: CTRCD）という概念で評価され，心エコー検査所見に加え心筋バイオマーカーを活用し診断される．CTRCDの定義は，①左室駆出率（LVEF）：LVEF < 53 %（または施設基準値）かつベースラインより10％以上低下，②トロポニン陽性，③ストレインイメージング（global longitudinal strain: GLS）の異常と，心不全をより早期に診断するために精密な指標が用いられている[4]．

　CTRCDは，主に2種類に分類し対応する．タイプ1心筋障害は，アントラサイクリン系抗がん剤による心筋症であり用量依存性かつ不可逆性心不全を呈する．発症し重篤化すると予後が不良であるこ

とから，累積投与量に応じ心エコー検査などによるモニタリングを行い発症早期の診断ならびに治療を行う．タイプ2心筋障害は分子標的薬であるトラスツズマブ投与により出現する心筋症である．トラスツズマブはHER2陽性乳がんに対し投与されその有効性が知られているが，心筋細胞にもHER2受容体が発現しており心不全を呈する．用量依存性がないため投与後3カ月おきに心機能チェックを行い早期診断を行う．心筋障害は可逆性であることから発症早期の対応でがん治療継続が可能である．また，新しい機序の抗がん剤が次々開発されており，免疫チェックポイント阻害薬，プロテアソーム阻害薬など心筋障害を呈する可能性が指摘されているがその機序は不明な薬剤が多いことに注意が必要である．今後，これらの新薬による心毒性への対応は循環器専門医の積極的な関与と基礎的な研究も含めた検討が必要である．

がん治療関連心筋障害 CTRCD

分子標的薬の登場で心毒性評価はより詳細に診断するためがん治療関連心筋障害という考えかたが生まれました．従来からの左室駆出率に加えバイオマーカー（トロポニン），心筋ストレイン計測による精密な心機能の評価を行うことでより明確に心筋障害の早期診断が可能となっています．また，循環器専門医（腫瘍循環器医）が積極的に心毒性の診断治療に参加することでがん治療を円滑に行うことが可能となっています．

● 4．がん関連血栓症，特に近年増加しているがん治療関連血栓塞栓症が重要である

がんと血栓症の両者は密接に関係しており，がん症例に発症する血栓塞栓症の頻度は高く生命予後へ及ぼす影響が大きいことから発症早期からの適切な対応が必要である．病態の違いから「がん関連血栓症（cancer-associated thrombosis：CAT）」としてがん以外に

Ⅳ がん治療時に遭遇しやすい問題：その他

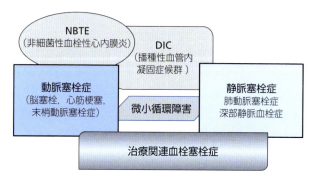

図2 がん関連血栓症（cancer-associated thrombosis）

合併する血栓塞栓症と区別し対応する．図2に示すようにがんに合併する血栓症はトルーソー（Trousseau）症候群として静脈血栓塞栓症（VTE），動脈血栓閉塞症（ATE），DICなどが主であったが，近年治療関連血栓塞栓症などが加わり急増していることからCATという幅広い疾患群の概念で対応することが多い[5]．なかでもVTEはがん症例の約20％程度に認められ頻度が高く，発症後速やかな対応が必要である．がん治療の増加に伴うVTEも多い．さらに非がん患者に比べ発症後再発の頻度が高い一方で抗凝固療法中の出血の頻度が6倍と高いため病態に合わせ慎重かつ効果的な治療が必要である[1]．また，ATEは発症すると重篤な臨床経過をたどることが多く，がん治療の現場では対応に苦慮することが多い．最近の報告ではがん症例の4.7％に発症し，非がん症例に比して2.2倍の頻度で認めることが報告され十分な注意が必要である[6]．

治療関連血栓症として多くの抗がん剤で血栓症を合併するが，血管内皮細胞に対する標的をもつ血管新生阻害薬や多標的チロシンキナーゼ阻害薬（TKIs）においてVTEならびにATEともに発症頻度が高く，投与する時点で血栓症の発症を予測した対応が必要である．このように抗がん剤を用いた治療の際には心不全や血栓塞栓症など心毒性発症を予測したモニタリングが必要である．そして，症

例ごとのがん治療・病態に合わせた専門的な対応が望まれており，がんと循環器両者の知識を有する循環器専門医（腫瘍循環器医）の関与が期待されている[7].

■文献

1）Zamorano JL, Lancellotti P, Rodriguez Muñoz D, et al. 2016 ESC Position Paper on cancer treatments and cardiovascular toxicity developed under the auspices of the ESC Committee for Practice Guidelines. The Task Force for cancer treatments and cardiovascular toxicity of the European Society of Cardiology（ESC）. Eur Heart J. 2016; 37: 2768-801.

2）向井幹夫. がん診療における腫瘍循環器外来の役割. 医事新報. 2013; 4631: 48-9.

3）Yeh ET, Bickford CL. Cardiovascular complication of cancer therapy. Incidence, pathogenesis, diagnosis and management. J Am Coll Cardiol. 2009; 53: 2231-47.

4）Plana JC, Galderinsi M, Barac A, et al. Expert consensus for multimodality imaging evaluation of adult patients during and after cancer therapy: a report from the American Society of Echocardiography and the European Association of Cardiovascular Imaging. J Am Soc Echocardiogr. 2014; 27: 911-39.

5）Varki A. Trousseau's syndrome: multiple definitions and multiple mechanisms. Blood. 2007; 110: 1723-9.

6）Navi BB, Reiner AS, Kamel H et al. Risk of arterial thromboembolism in patients with cancer. J Am Coll Cardiol. 2017; 70: 926-38.

7）Li W, Croce K, Steensma DP, et al. Vascular and metabolic implications of novel targeted cancer therapies: focus on kinase inhibitors. J Am Coll Cardiol. 2015; 66: 1160-78.

〈向井幹夫〉

IV. がん治療時に遭遇しやすい問題：その他

がん治療時にみられやすい意識障害の診断法と治療はどうすればよいですか？

Answer

- まずはバイタルサインのチェックと意識レベルの評価を行う．
- 次にアイウエオ・チップス（AIUEOTIPS）を唱えながら鑑別診断を行う．
- 身体所見で左右差があれば，頭蓋内疾患の可能性が高い．
- 脳の画像診断と血液検査で異常がないときにどうするか．
- 脳梗塞に対する rt-PA（アルテプラーゼ）の適応は慎重に判断する．
- 経口糖尿病薬による低血糖は要注意．
- 低 Na 血症は数日かけて補正する．

解説

● 1．まずはバイタルサインのチェックと意識レベルの評価を行う

まずはバイタルサイン（脈拍，血圧，呼吸，体温）と ABC すなわち airway（気道），breathing（呼吸），circulation（循環）のチェックを行い，ショック状態になっていないかどうかを確認する．もし，異常があるようであれば，ただちに適切な処置を行う．

次に，意識レベルの評価と意識障害の原因検索を行う．Japan coma scale（JCS）が意識レベルの評価として一般的に用いられている 表1 [1]．

表1 Japan coma scale（JCS）

Ⅰ．刺激しないでも覚醒している状態（1桁で表現）
　　1. だいたい意識清明だが，今ひとつハッキリしない
　　2. 見当識（時・場所・人）障害がある
　　3. 自分の名前，生年月日が言えない
Ⅱ．刺激すると覚醒する状態—刺激を止めると眠り込む（2桁で表現）
　　10. 普通の呼びかけで容易に開眼する
　　20. 大きな声または体を揺さぶることにより開眼する
　　30. 痛みを加えつつ呼びかけを繰り返すと開眼する
Ⅲ．刺激しても覚醒しない状態（3桁で表現）
　　100. 痛み刺激に対し，払いのけるような動作をする
　　200. 痛み刺激で少し手足を動かしたり，顔をしかめる
　　300. 痛み刺激に反応しない

ベル現象をみたら

　意識障害の患者の瞳孔を観察するときに，眼球が上転していて瞳孔をなかなかみることができなかったという経験はありませんか？　眼瞼がピクピクしていたり，開眼させるのに抵抗感を感じたりすることも，同時に観察されます．開眼したときに眼球が上転するのは，患者が閉眼しようと力を入れているからです．このようなベル現象がみられるときは，重篤な意識障害は否定的で，解離性障害が強く疑われます．また，低血糖やてんかん発作から回復する際のもうろう状態でもみられる現象です．

● 2．次にアイウエオ・チップス（AIUEOTIPS）を唱えながら鑑別診断を行う

　意識障害の原因は，頭蓋内疾患と全身的な異常（薬物中毒や代謝・電解質異常など）の2つに大きく分けられるが，緊急を要する疾患を見逃さないようにすることが大切であり，アイウエオ・チップス（AIUEOTIPS）を唱えながら鑑別診断を行う 表2．がんの進行状態，治療内容だけでなく，常用薬（経口糖尿病薬，インスリン，精神安定剤など），飲酒歴，肝・腎疾患の既往についても，家族か

IV がん治療時に遭遇しやすい問題：その他

表2 アイウエオ・チップス（AIUEOTIPS）

A	alcohol	アルコール，振戦せん妄，ウェルニッケ脳症
I	insulin	低血糖，糖尿病性ケトアシドーシス，高浸透圧性非ケトン性昏睡
U	uremia	尿毒症，肝性脳症
E	encephalopathy	脳炎，てんかん，高血圧性脳症
	electrolytes	電解質異常（低 Na 血症，高 Ca 血症）
	endocrine	内分泌疾患（下垂体，甲状腺，副腎）
O	overdose	薬物中毒（麻薬，鎮静剤，トランキライザー）
	oxygen	低酸素，一酸化炭素中毒
T	trauma	外傷，硬膜下血腫
	temperature	低・高体温
I	infection	髄膜炎，敗血症，高齢者の肺炎
P	psychiatric	精神疾患，過換気症候群，薬剤
S	syncope	血管迷走神経反射，房室ブロック，洞不全症候群
	stroke	脳血管障害
	SAH	くも膜下出血
	shock	ショック

ら聴取する．

● **3．身体所見で左右差があれば，頭蓋内疾患の可能性が高い**

　顔の表情，手足の動きに左右差があれば，頭蓋内疾患の可能性が高い．頭部 CT あるいは MRI を行うが，検査室に行く前に採血を行っておく．緊急で必要な血液検査としては，血算（白血球，赤血球，血小板），凝固系検査（PT，APTT，フィブリノーゲン，D-ダイマー，FDP），生化学（血糖，肝機能，腎機能，Na，K，Cl，Ca，P，Mg，アンモニア），血液ガスがある．血糖測定は検査室からの

検査結果を待つのではなく，その場でも簡易測定を行う方がよい．心電図，胸部 X 線も必須である．ほとんどの場合，脳の画像診断と血液検査で診断が得られる．

● 4. 脳の画像診断と血液検査で異常がないときにどうするか

脳の画像診断で異常がなく，血液検査でも代謝異常がない場合には，ウェルニッケ脳症，髄膜がん腫症，髄膜炎，精神疾患，薬物中毒などが鑑別にあがる．

ウェルニッケ脳症は治療が遅れると後遺症が残ることがある．ビタミン B_1 の測定結果が出るには数日を要する上に，すでに輸液の中にビタミン B_1 が混注されていると正確な診断ができないので，早急にビタミン B_1 の静注（アリナミン®F 50 〜 100mg 静注）を行う．

造影 MRI での髄膜の造影効果がなくても髄膜がん腫症は否定できないので，髄液検査（細胞診）を施行する．腺がん患者に多い．

化膿性髄膜炎であれば高熱や血液検査での炎症所見がみられるが，真菌性髄膜炎では炎症所見がはっきりしないこともあり，髄液の通常の鏡検・培養だけでなく，墨汁染色（クリプトコッカスの有無を調べる）と真菌培養を行う．

告知後や末期の患者などでは，心理的な原因が身体症状を招き，意識障害の形をとることがある．現在では解離性障害（古くはヒステリー）とよばれる．痛み刺激にも全く反応せず，一見してⅢ-300のこともある．しかしながら，意識障害があるようにみえても，医療者の言動を記憶していることもあるので，注意が必要である．

飲酒歴がなくてもウェルニッケ脳症はありうる
頭頸部や食道がん患者など飲酒歴がある患者がウェルニッケ脳症を生じやすいのはもちろんですが，飲酒歴のないがん患者や消化管手術後の患者でもウェルニッケ脳症の発症が比較的多い

ことが知られています[2]. 脳 CT や MRI で異常がみられず，電解質異常などの代謝異常もない場合には，早期にビタミン B_1 の大量投与を開始することは重要です．ウェルニッケ脳症では，眼球運動障害や運動失調がみられないこともよくありますので，典型的な症状がなくても，ウェルニッケ脳症への対応が遅れないようにしましょう.

● 5．脳梗塞に対する rt-PA の適応は慎重に判断する

発症から 4.5 時間以内の脳梗塞は，rt-PA 治療適応の可能性がある．担がん状態自体が rt-PA の禁忌になるわけではないが，2 週間以内の手術や 3 週間以内の消化管・尿路出血は禁忌である．血小板数が 100,000/mm³ 以下の場合も禁忌となるため，化学療法後の骨髄抑制時には注意が必要である．また 75 歳以上であったり，10 日以内の生検の既往も，rt-PA の投与にあたっては慎重な判断を要するとされている[3].

● 6．経口糖尿病薬による低血糖は要注意

けっして忘れてはならないのは低血糖への処置が遅れないことである．低血糖が長時間続くと脳に不可逆的なダメージをきたす．特に，経口糖尿病薬による低血糖は，数日間遷延したり，いったん上昇した血糖値が数時間後に低下することもある．低血糖の場合には，交感神経系の反応によって手掌が冷たく汗をかいていることが多い．血糖値が 50mg/dL 以下であれば，速やかに 50％ブドウ糖40mL を静注する．経口糖尿病薬による低血糖においては，高カロリー輸液を開始し，血糖値が安定するまでの数日間は継続的な観察が必要である．糖尿病の既往がなくても，肝がんでは低血糖が生じることがあるので注意する.

● 7．低 Na 血症は数日かけて補正する

塩分摂取の不足や SIADH（ADH 分泌不適合症候群）などで，低

Na 血症を生じる．血糖が 100mg/dL 上昇すると，見かけ上 Na の値が 3mEq 低下するので，高血糖になっていないかどうかを確認する．低 Na 血症を急激に補正すると，橋中心性髄鞘崩壊症（central pontine myelinolysis）をきたすことがあり，Na の補正にあたっては 3 〜 4 日かけて正常化するように心がける．

■文献

1）太田富雄，和賀志朗，半田　肇，他．意識障害の新しい分類法 試案―数量的表現（Ⅲ群 3 段階方式）の可能性．脳神経外科．1974; 2: 623-7.

2）Galvin R, Bråthen G, Ivashynka A, et al. EFNS guidelines for diagnosis, therapy and prevention of Wernicke encephalopathy. Eur J Neurol. 2010; 17: 1408-18.

3）日本脳卒中学会 脳卒中医療向上・社会保険委員会 rt-PA（アルテプラーゼ）静注療法指針改訂部会．rt-PA（アルテプラーゼ）静注療法適正治療指針．第 2 版．2012 年 10 月（2016 年 9 月一部改訂）．

〈福田博之〉

IV. がん治療時に遭遇しやすい問題: その他

Question 3 がん患者の血栓塞栓症について,疫学,診断法,対処法について教えてください

Answer

- がん患者の静脈血栓塞栓症 (venous thrombotic embolism: VTE) の発症率はがん腫で異なる.
- がん患者には VTE の多くのリスク要因がある.
- 四肢の深部静脈血栓症 (deep venous thrombosis: DVT) は超音波検査,体幹部の DVT,肺塞栓症 (pulmonary embolism: PE) の診断は造影 CT で行うことが多い.
- 治療は低分子ヘパリン (low molecular weight heparin: LMWH) が中心である.
- 予後は非がん患者と比較して不良である.

解説

1. がん患者の静脈血栓塞栓症 (venous thrombotic embolism: VTE) の発症率はがん腫で異なる

がんに合併する VTE は 1865 年に Trousseau らによって初めて報告されて以来,多くの報告がある.最近の報告[1]ではその頻度は 20〜30%とされている.VTE は PE を合併することもあり,塞栓部位によっては突然死することもある重大な合併症である.これによって,がんに対する手術や化学療法が遅れたり,また断念せざるを得ない場合もある.一般人口におけるアジア人の PE 発症率は欧米人の約 1/8 である.

Horsted らの報告[2]では,がん患者の 1 年で VTE が発症するリスクは 1,000 人あたり 13 人で,手術や化学療法患者など VTE 高リ

スク患者ではさらに上昇し，68 人であった．非がん患者と比較して罹患率比*（incidence rate ratio：IRR）で表すと，全体で 3.96，がん腫別では前立腺がん 3.25，大腸がん 3.93，骨腫瘍 4.97，肺がん7.27，脳腫瘍 10.40，血液がん 12.65，膵がん 15.56 であり，がん患者において明らかに VTE 発症率が高い．

本邦では，がん患者剖検例 65,181 例における PE 症例について佐久間らの報告[3]があり，卵巣がん（5.7%），血液がん（4.5%），胆道がん（3.8%），膵がん（3.5%）であった．

* がん患者の VTE 発症率/非がん患者の VTE 発症率

● 2．がん患者には VTE の多くのリスク要因がある

がん患者には VTE が発生しやすい．VTE の発症には Virchowの 3 徴である，①凝固能の亢進，②血管内皮障害，③血流のうっ滞が深く関わる．がん細胞由来の組織因子（tissue factor：TF）の増加，長時間の手術による凝固能の亢進，腫瘍細胞から分泌されるサイトカイン，化学療法や放射線治療による血管内皮障害，術後の長期臥床や腫瘍の増大による血管圧迫などにより血流のうっ滞が生じ，血栓が形成される[4]．

患者因子として，女性や高齢者はリスクが高く，糖尿病や肥満もリスクを上昇させる．治療関連因子として入院加療，それに伴う中心静脈カテーテル挿入もリスク因子である．化学療法では血管新生阻害薬やホルモン製剤がリスクを上昇させる．

TF は血栓の形成に深く関わっており，トロンビン生成やフィブリン形成に重要である．がん細胞は *K-ras*，*MET* などのがん遺伝子を活性化することや *p53*，*PTEN* などのがん抑制遺伝子を不活化することにより，TF の発生を誘導し，凝固系を強力に活性化する[5]．

IV がん治療時に遭遇しやすい問題: その他

● 3. 四肢の深部静脈血栓症（deep venous thrombosis: DVT）は超音波検査，体幹の DVT，肺塞栓症（pulmonary embolism: PE）の診断は造影 CT で行うことが多い

DVT の診断では，常に PE を念頭におきながら検査を進める．急性の PE は静脈，心臓内で形成された血栓が遊離して，急激に肺血管を閉塞することによって生じる．その塞栓源の約 90％以上は下肢あるいは骨盤内静脈である．血液検査では D ダイマーが高値を呈することが多い．画像検査では，かつては VTE の確定診断方法として肺動脈造影，静脈造影が主流であったが，撮影に多くの時間を要し侵襲が大きいことなどから，現在は四肢の DVT は超音波検査，体幹の DVT，PE の診断は造影 CT で行うことが多い[6]．超音波検査，造影 CT は患者への負担が少なく，簡便にできるが，肺動脈造影，静脈造影と比較して診断精度に関する信頼できる多数症例を分析した報告はない．

● 4. 治療は低分子ヘパリン（low molecular weight heparin: LMWH）が中心である

アメリカ臨床腫瘍学会（American Society of Clinical Oncology: ASCO）のガイドラインでは，がん患者に対する VTE の初期治療薬の第一選択肢は LMWH である[7]．未分画ヘパリンと有効性および安全性は同等であり，モニタリングが不要であること，ヘパリン起因性血小板減少症（heparin-induced thrombocytopenia: HIT）の発症率が低い点がよいとされる．本邦で LMWH は VTE 治療薬としては承認されていないため，未分画ヘパリンあるいはワルファリンが投与される．しかし，未分画ヘパリンは活性化部分トロンボプラスチン時間（activated partial thromboplastin time: APTT）値を治療域に調整することは難しく，ワルファリンはプロトロンビン時間国際標準比（prothrombin time-international normalized ratio: PT-INR）を調整しても半減期が長いため，手術などの侵襲的な処置を行う場合，不便である．がん患者の場合は凝固線溶系のバラン

スが崩れているため，通常量では効果が不十分となったり，過量投与や腫瘍からの接触性の出血を招くことがあり，注意が必要である．

最近では，非ビタミンK拮抗型経口抗凝固薬（non-vitamin K antagonist oral anticoagulants: NOAC）がVTE治療薬として2014年にはXa阻害薬であるエドキサバン（リクシアナ®），2016年にはリバーロキサバン（イグザレルト®）が保険承認された．一般患者のVTE治療薬としてはLMWHと比較して同等の有効性および安全性が確認できているが，がん患者においては証明されていない[8]．

● **5．がん患者の VTE は再発率が高く，予後は非 VTE 合併患者と比較して不良である**

がん患者の死因はがんの進行によるものが最も多いが，Khoranaらの報告[9]によると，がんの進行が71%，VTEによる死亡も感染による9%の死亡と同等に多く，感染のコントロールだけでなく，VTEの予防および治療ががん患者の予後に影響するとしている．

また，VTE診断後6カ月間のVTE合併がん患者の死亡率は0.94%と非合併がん患者（0.42%）の約2倍，非がん患者のVTE患者（0.29%）の約3倍となる．

がん患者の予後にVTE治療の成否が影響を与える可能性があるが，ワルファリンを適切に投与してもVTE再発リスクと大出血のリスクは非がん患者と比較して約3倍ある[10]．加えてがん患者は化学療法に伴う食欲不振や下痢などに伴い服薬コンプライアンスが保てなくなることもあり，適切なVTE治療を行うことが難しい．

NOACはワルファリンと比較して半減期が短く，モニタリングが不要である点などから今後その有用性が期待されている．しかし，薬剤相互作用としてCYP3A4，P糖蛋白との相互作用があり，化学療法に使用する薬剤との併用時には注意を要する．がん患者への有効性・安全性について今後の臨床試験での検討が望まれる．

IV がん治療時に遭遇しやすい問題：その他

Memo

　がん患者は周術期にも VTE の発症率が高く，その予防が重要です．本邦においても日本循環器学会のガイドラインが 2004 年に発刊され，2018 年に改訂されました．間欠的空気圧迫法（intermittent pneumatic compression: IPC）または抗凝固療法による予防が推奨されています 表 1 ～ 3 ．

表 1 各領域の VTE のリスクの階層化

リスクレベル	一般外科・泌尿器科・婦人科手術
低リスク	60 歳未満の非大手術 40 歳未満の大手術
中リスク	60 歳以上，あるいは危険因子のある非大手術 40 歳以上，あるいは危険因子がある大手術
高リスク	40 歳以上の癌の大手術
最高リスク	VTE の既往あるいは血栓性素因のある大手術

総合的なリスクレベルは，予防の対象となる処置や疾患のリスクに，付加的な危険因子を加味して決定される．付加的な危険因子（表 3）を持つ場合にはリスクレベルを 1 段階上げることを考慮する．大手術の厳密な定義はないが，すべての腹部手術あるいはその他の 45 分以上要する手術を大手術の基本とし，麻酔法，出血量，輸血量，手術時間などを参考として総合的に評価する．
（日本循環器学会．肺血栓塞栓症および深部静脈血栓症の診断，治療，予防に関するガイドライン［2017 年改訂版］．http://www.j-circ.or.jp/guideline/pdf/JCS2017_ito_h.pdf［2018 年 5 月閲覧］）

表2 一般外科・泌尿器科・婦人科手術（非整形外科）患者における VTE のリスクと推奨される予防法

リスクレベル	推奨される予防法
低リスク	早期離床および積極的な運動
中リスク	早期離床および積極的な運動 弾性ストッキングあるいは IPC
高リスク	早期離床および積極的な運動 IPC あるいは抗凝固療法*,†
最高リスク	早期離床および積極的な運動（抗凝固療法*と IPC の併用）あるいは （抗凝固療法*,†と弾性ストッキングの併用）

*腹部手術施行患者では，エノキサパリン，フォンダパリヌクス，あるいは低用量未分画ヘパリンを使用．予防の必要なすべての高リスク以上の患者で使用できる抗凝固薬は低用量未分画ヘパリン．最高リスクにおいては，低用量未分画ヘパリンと IPC あるいは弾性ストッキングとの併用，必要ならば，用量調節未分画ヘパリン（単独），用量調節ワルファリン（単独）を選択する．

エノキサパリン使用法：2,000 単位を 1 日 2 回皮下注（腎機能低下例では 2,000 単位 1 日 1 回投与を考慮），術後 24 ～ 36 時間経過後出血がないことを確認してから投与開始（参考：わが国では 15 日間以上投与した場合の有効性・安全性は検討されていない）．低体重の患者では相対的に血中濃度が上昇し出血のリスクがあるので，慎重投与が必要である．

フォンダパリヌクス使用法：2.5mg（腎機能低下例は 1.5mg）を 1 日 1 回皮下注，術後 24 時間経過後出血がないことを確認してから投与開始（参考：わが国では腹部手術では 9 日間以上投与した場合の有効性・安全性は検討されていない）．体重 40 kg 未満，低体重の患者では出血のリスクが増大する恐れがあるため，慎重投与が必要である．

†出血リスクが高い場合は，抗凝固薬の使用は慎重に検討し IPC や弾性ストッキングなどの理学的予防を行う

（日本循環器学会．肺血栓塞栓症および深部静脈血栓症の診断，治療，予防に関するガイドライン［2017 年改訂版］．http://www.j-circ.or.jp/guideline/pdf/JCS2017_ito_h.pdf［2018 年 5 月閲覧］）

表3 VTE の付加的な危険因子の強度

危険因子の強度	危険因子
弱い	肥満 エストロゲン治療 下肢静脈瘤
中等度	高齢 長期臥床 うっ血性心不全 呼吸不全 悪性疾患 中心静脈カテーテル留置 癌化学療法 重症感染症
強い	VTE の既往 血栓性素因 下肢麻痺 ギプスによる下肢固定

血栓性素因: アンチトロンビン欠乏症，プロテイン C 欠乏症，プロテイン S 欠乏症，抗リン脂質抗体症候群など
（日本循環器学会．肺血栓塞栓症および深部静脈血栓症の診断，治療，予防に関するガイドライン [2017 年改訂版]．http://www.j-circ.or.jp/guideline/pdf/JCS2017_ito_h.pdf [2018 年 5 月閲覧]）

■文献

1) Timp JF, Braekkan SK, Versteeg HH, et al. Epidemiology of cancer-associated venous thrombosis. Blood. 2013; 122: 1712-23.

2) Horsted F, West J, Grainge MJ, et al. Risk of venous thromboembolism in patients with cancer: a systematic review and meta-analysis. Plos Med. 2012; 9: e1001275.

3) Sakuma M, Fukui S, Nakamura M, et al. Cancer and pulmonary embolism thrombotic embolism, tumor embolism, and tumor invasion into a large vein. Circ J 2006; 70: 744-9.

4) Donnellan E, Kevane B, Bird BR, et al. Cancer and venous thromboembolic disease: from molecular mechanisms to clinical management. Curr Oncol. 2014; 21: 134-43.

5) Rak J, Yu JL, Luyendyk J, et al. Oncogenes, trousseau syndrome, and cancer-

related changes in the coagulome of mice and humans. Cancer Res. 2006; 66: 10643-6.

6) Le Gal GL, Righini M. Controversies in the diagnosis of venous thromboembolism. J Thromb Haemost. 2015; 13 Suppl 1: 259-65.

7) Lyman GH, Khorana AA, Kuderer MM, et al. Venous thromboembolism prophylaxis and treatment in patients with cancer: American Society of Clinical Oncology Clinical Practice Guideline Update. J Clin Oncol. 2013; 31: 2189-204.

8) Carrier M, Cameron C, Delluc A, et al. Efficacy and safety of anticoagulant therapy for the treatment of acute cancer-associated thrombosis: a systematic review and meta-analysis. Thromb Res. 2014; 134: 1214-9.

9) Khorana AA. Venous thromboembolism and prognosis in cancer. Thromb Res. 2010; 125: 490-3.

10) Prandoni P, Lesing AW, Piccioli A, et al. Recurrent venous thromboembolism and bleeding complications during anticoagulant treatment in patients with cancer and venous thrombosis. Blood. 2002; 100: 3484-8.

〈平嶋泰之　高橋伸卓〉

IV. がん治療時に遭遇しやすい問題: その他

Question 4 トルソー症候群とはどういった病態ですか? またどう対処すればよいですか?

Answer

- 担がんに伴う血液凝固能亢進によって引き起こされる静脈血栓症・動脈血栓を原因とする症候群であり,狭義には動脈塞栓性脳梗塞を指すことが多い.
- 非細菌性血栓性心内膜炎が塞栓源となって突発的に多発脳梗塞をきたす.
- 抗血小板薬ではなく抗凝固薬で治療する.
- 担がん患者の血液凝固能をモニタリングすることが重要である.

解説

● 1. トルソー症候群とは

1865年にトルソー(Trousseau)によって担がん患者に併発する血栓性静脈炎として見いだされ,1977年Sackによって静脈炎に関連した血管内凝固障害・心内膜炎・動脈塞栓をきたす症候群として定義づけられた[1].血中のがん細胞自体に含まれる組織因子(TF)や,がん細胞由来のサイトカインにより血管内皮細胞が産生するTF,がんに対する免疫応答でマクロファージが産生するTFなどが外因系凝固機序を活性化し,トロンビンを介してフィブリンが形成され血流のうっ滞部で血栓を形成すると考えられている 図1 .その他にもがんが産生するムチンによる血小板凝集や,がん遺伝子によるプラスミノーゲン活性化抑制因子のアップレギュレーションなど担がんに伴うさまざまな血液凝固能亢進が報告されており病態

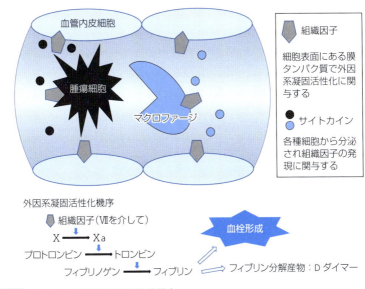

図1 トルソー症候群の凝固能亢進機序

は多様である[2]．静脈血栓塞栓症に関してはⅣ-Q3 で解説されているので，ここではより狭義の動脈血栓塞栓症，なかでも患者のQOL に多大な影響を与える塞栓性脳梗塞について詳述する．トルソー症候群では凝固能亢進によって心内膜に血栓形成をきたし，塞栓して突発的に多発脳梗塞をきたす．

● 2．担がん患者の脳梗塞

担がん患者が一般人より脳梗塞リスクが高いかは議論の余地があるが，高いとする見解が多い．がん患者の剖検例で 14.6％に脳血管障害を合併し半数が脳梗塞であったという報告がある[3]．また肺がん患者で対照群に比し 1.5 倍多く脳卒中が発生したというコホート研究もある[4]．担がん患者の脳梗塞で特徴的なのは潜因性脳梗塞（原因不明の脳梗塞）を多く認めることである[5]．その多くがトル

ソー症候群（血液凝固能亢進に伴う非細菌性血栓性心内膜炎）と考えられる．通常脳梗塞はアテローム血栓・心原性塞栓・ラクナ梗塞がそれぞれ 1/3 を占めるが，自験例では塞栓性脳梗塞が 52％ を占め，そのうち 52％ が潜因性脳梗塞（全体の 27％）でありトルソー症候群が推定された．

● 3. トルソー症候群の診断

トルソー症候群の診断は除外診断となる．がん患者で塞栓症を疑う突発発症・多発脳梗塞（単発でも可）の際に疑う．心原性塞栓の除外が必要であり，特に非弁膜症性の発作性心房細動は発作時以外心臓の異常を示さず鑑別を要する 表1．ホルター心電図や心疾患で上昇する脳性ナトリウム利尿ペプチド（BNP）の測定が有用である．トルソー症候群ではフィブリン分解産物である D ダイマーが上昇していることが多い[6]．またトルソー症候群は心原性塞栓に比し血栓が小さく梗塞体積が小さいことが多い（自験例）．経胸壁エコーでの血栓描出は一般に困難である．

トルソー症候群は凝固能異常をきたしやすい卵巣がんで多く，自験例でもトルソー症候群と診断した 81.2％ が女性であった．担がん心原性塞栓患者に比して若く（トルソー症候群: 60.8 歳，心原性塞

表1 トルソー症候群と担がん患者の心原性塞栓の比較（自験例）

	トルソー症候群	心原性塞栓
性別	女性に多い（卵巣がん）	男性に多い（肺がん）
年齢	60 歳代	70 歳代
有用な検査	D ダイマー	脳性ナトリウム利尿ペプチド（BNP）
担がん状態	末期	関連なし
予後	短い	規定されない
標準治療	低分子ヘパリン*	直接経口抗凝固薬（DOAC）

*日本では保険適用なし．今後は DOAC が使用されていく可能性が高い．

栓 74.5 歳), 発症時血小板数が低かった (144,000 vs 231,000). 担がん末期で多く発症しており, トルソー症候群発症からの生存期間中央値は 2 カ月を切っていた (自験例).

> 脳梗塞が初発症状でがんが未診断のケースに遭遇することもあります. 比較的若年で通常の脳梗塞リスクを有さない原因不明の塞栓性脳梗塞を診察した際にはがんの可能性を念頭に置いて診察してください.

● 4. トルソー症候群の治療と予防

通常脳梗塞は動脈内血栓形成であり治療薬として抗血小板薬が, 心原性塞栓・トルソー症候群は心内血栓形成であり抗凝固療法が選択される. トルソー症候群のエビデンスのある治療は静脈血栓塞栓症と同様低分子ヘパリンであるが, 日本では保険適用がなく内服治療薬もない. 代替としてワルファリンが使用されてきたが担がん患者では効果が不十分な上, 出血合併症が多く抗がん剤との相互作用もあり満足いくものではなかった. 最近直接経口抗凝固薬 (DOAC) が心房細動治療・非担がん患者の静脈血栓塞栓症の新しい標準治療薬となった. 少数例ではあるがトルソー症候群で DOAC と低分子ヘパリンの治療効果に差がなかったという報告もあり, 今後 DOAC が標準治療薬として確立されることが期待される[7].

担がん患者の凝固能亢進は D ダイマーを採血することで比較的簡便にモニタリングでき, 2 次予防に有用である.

ESUS

塞栓源不明脳塞栓症(embolic stroke of undetermined sources)は 2014 年に提唱された新しい脳梗塞病型で[8,9],従来の原因不明の潜因性脳梗塞のうち塞栓性の脳梗塞を表す概念です.原因不明の塞栓性脳梗塞は従来抗血小板薬によって治療されてきましたが,病因として血栓塞栓が推定されることから抗凝固療法が有用である可能性が高いです.そのため ESUS として潜因性脳梗塞から区別し抗凝固療法が有用か検証するランダマイズ試験が現在進行中で,結果が期待されています[10].トルソー症候群は ESUS の一部に含まれる疾患概念です.

■ 文献

1) Sack GH Jr, Levin J, Bell WR. Trousseau's syndrome and other manifestations of chronic disseminated coagulopathy in patients with neoplasms: clinical, pathophysiologic, and therapeutic features. Medicine (Baltimore). 1977; 56: 1-37.

2) Varki A. Trousseau's syndrome: multiple definitions and multiple mechanisms. Blood. 2007; 110: 1723-9.

3) Graus F, Rogers LR, Posner JB. Cerebrovascular complications in patients with cancer. Medicine (Baltimore). 1985; 64: 16-35.

4) Chen PC, Muo CH, Lee YT, et al. Lung cancer and incidence of stroke: a population-based cohort study. Stroke. 2011; 42: 3034-9.

5) Gon Y, Okazaki S, Terasaki Y, et al. Characteristics of cryptogenic stroke in cancer patients. Ann Clin Transl Neurol. 2016; 3: 280-7.

6) Gon Y, Sakaguchi M, Takasugi J, et al. Plasma D-dimer levels and ischaemic lesions in multiple vascular regions can predict occult cancer in patients with cryptogenic stroke. Eur J Neurol. 2017; 24: 503-8.

7) Nam KW, Kim CK, Kim TJ, et al. Treatment of cryptogenic stroke with active cancer with a new oral anticoagulant. J Stroke Cerebrovasc Dis. 2017 Aug 23.

8) Hart RG, Diener HC, Coutts SB, et al. Embolic strokes of undetermined source: the case for a new clinical construct. Lancet Neurol. 2014; 13: 429-38.

9) Ntaios G, Papavasileiou V, Milionis H, et al. Embolic strokes of undetermined

source in the Athens stroke registry: a descriptive analysis. Stroke. 2015; 46: 176-81.

10) Geisler T, Poli S, Meisner C, et al. Apixaban for treatment of embolic stroke of undetermined source（ATTICUS randomized trial）: rationale and study design. Int J Stroke. Epub 2016 Nov 23.

〈長谷川祐三〉

IV. がん治療時に遭遇しやすい問題: その他

Question 5 がん治療時の精神症状の評価法と治療について教えてもらえますか？

Answer

- がんの臨床経過においてはさまざまな心理的反応がみられる．
- 身体症状とあわせて精神症状の評価を定期的に実施することが望ましい．
- 身体症状の背景に精神症状が潜んでいる可能性を意識する．
- 非精神療法を主体に，薬物療法はその次に．

解説

● 1. がんの臨床経過における心理的反応

がんの臨床経過のあらゆる局面において，さまざまな予期し得ないストレス要因が存在する．これらに対しては，通常の心理的反応から，精神疾患を発症する状態に至るレベルまで，広範囲のスペクトラムに及ぶ反応がみられる 図1 [1]．

病名告知後の数日間は強い衝撃を受け，不安や恐怖感，混乱などとともに不眠や食欲低下などの身体症状が出現することもあり，日常生活に支障をきたすこともあるが，大半の場合は2週間程度で軽快がみられ，現実に向き合い，情報を整理して新たな生活への適応が始まる．

しかしながら，一定期間経過後も回復が得られず，抑うつ状態が遷延し日常生活に支障が生じる場合がある．うつ病あるいは適応障害の診断に該当する一群である．適応障害，うつ病は診断基準により区別されるが，いずれも通常反応から連続的に生じるものと考えてよい．

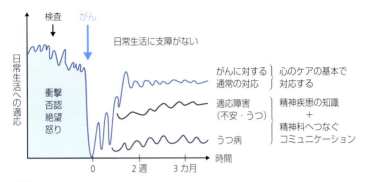

図1 がんに対する痛序の心の反応とその対応
(内富庸介. がんに対する通常の心理的反応とその基本的対応. In: 内富庸介, 小川朝生, 編. 精神腫瘍学. 1版. 東京: 医学書院; 2011. p.43-50[1]より)

● 2. 精神症状評価を定期的に実施する

　不安や抑うつの存在はQOLおよび治療意欲の低下を招く．このため身体的なつらさと同等に，治療経過を通して定期的に評価を行うことが望ましい．スクリーニング法としてhospital anxiety and depression scale (HADS) やつらさの支障の寒暖計などがある．

　がん患者は，気持ちがつらいことは当然のことと考えがちで，診察の場面で主治医に伝えないことがしばしばある．ツールを用いることで気持ちのつらさの存在を客観的に把握することができ，その話題に触れるきっかけとなる．希死念慮が認められたり，せん妄が疑われたりする場合には，速やかに専門家の介入を依頼する．

● 3. がん患者にみられる代表的な精神症状

1 睡眠障害

　がん患者において高頻度に認められる．多元的要因が背景に存在しているが，5つのPに沿って評価を行うとわかりやすい[2]．

　① 身体的 (physical)

　　急性あるいは慢性の痛み，かゆみ，発熱，倦怠感，循環器疾

患，消化器症状（悪心・嘔吐，腹部膨満感など），呼吸器症状（咳嗽，呼吸困難感など），排泄障害（頻尿，下痢など），ミオクローヌス，むずむず脚症候群，睡眠時無呼吸症候群

② 生理的（physiological）

環境の変化（入院，寝具の問題など），室内環境（適温でない，騒音，明るさなど），サーカディアンリズム障害（交代勤務など），加齢

③ 心理的（psychological）

情動的要因（ストレス，緊張，悲しみ，怒り，不安，心配事，気分の高揚など），睡眠に対する誤った考え

④ 精神医学的（psychiatric）

精神疾患（気分障害，不安神経症など），認知症，せん妄，アルコール乱用

⑤ 薬理学的（pharmacological）

中枢神経刺激薬（カフェイン，ニコチンも含む），中枢神経抑制薬の離脱（オピオイド，アルコール，ベンゾジアゼピン系薬剤を含む），抗潰瘍薬，降圧薬，ステロイド，インターフェロン，抗パーキンソン薬，気管支拡張薬，抗結核薬，抗がん剤，免疫抑制薬

2 不安

不安は，起こりうる危険性や脅威から自己を守るための適応反応である．

不安は思考，気分，身体，行動によって表出される[3]．

① 思考：過度な不安，取り越し苦労，過小評価，対処能力の欠如

② 気分：神経症，不安，パニック状態，恐怖，焦燥感

③ 身体：筋緊張，発汗，動悸，めまい，胸部圧迫感，呼吸困難感，下痢，嘔吐，胃腸不調

④ 行動：恐怖回避，攻撃的態度，過度の確認行為

Memo

身体症状に関しては，がんそのものあるいは治療によって生じた症状なのか，合併する身体疾患による症状なのか，評価が分かれることがあります．そのような場合には多職種による多面的な評価が行われることが望ましいです．

③ 抑うつ

がん患者の約 10 ～ 15％に大うつ病の症状が認められ，抑うつ状態を呈する患者を合わせると 20％以上に及ぶ[4]．そのものによる心理的苦痛だけでなく，QOL の低下や，治療意欲の喪失，希死念慮の強まりや自殺のリスクの増加，入院期間の長期化や家族の精神的負担の増加など，さまざまな面に負の影響をもたらす．代表的なものにうつ病と適応障害があげられる．

- うつ病：抑うつ気分，興味関心の喪失，食欲減退，睡眠障害，精神運動制止，易疲労性・気力の減退，思考力・集中力の減退，希死念慮などが「ほとんど 1 日中，ほとんど毎日」，「すべて，またはほとんど全ての活動において」，「同じ 2 週間の間」持続して認められる[5]．

中核症状でみられる身体症状は，がんによる身体症状としばしば区別がつきにくいことがあるため，丁寧な病歴聴取を行う．

身体合併症のあるうつ病に対しては評価が難しく，身体症状を診断項目に含める包括的診断，除外する除外的診断，身体症状を他の症状に置き換える代替的診断などがあります．いずれも一長一短があり，臨床応用には議論が分かれていますが，「過小評価で見落とすよりは，過剰診断で経過観察する」包括的診断が推奨されています[6]．

Ⅳ　がん治療時に遭遇しやすい問題：その他

- 適応障害：強い心理的ストレスにより日常生活に支障をきたすほどの抑うつや不安が3カ月以上続くストレス性障害のひとつで，うつ病の診断基準を満たさない．個人の資質に影響されやすく，通常の心理反応と捉えられることもあるが，うつ病に移行する可能性もあるため，注意深い観察を必要とする[7]．

● 4．非薬物療法を主体に，必要に応じて薬物療法を併用する

1 非薬物療法

精神症状の背景にはストレス要因が関与していることが多い．ストレスは患者によってさまざまであり，ニーズもそれぞれ異なっている．まず患者の訴えに耳を傾け支持的に関わりながら，患者のニーズを把握する．

支持的精神療法，認知行動療法，心理教育的な介入，リラクセーションなどによりストレスの軽減が報告されている．

Memo

就労問題や経済問題について介入を求められることもあり，多職種チームでの関わりが望ましいです．環境に順応する過程を支援し，周囲のサポート体制の充実を測ることを共通の目標とするとよいでしょう．

2 薬物療法

非薬物療法により十分な効果が期待できなかった場合や，早期に症状の改善が求められる場合に併用を検討する．症状の程度により内服方法を検討する必要があるが，まず頓用から開始し，内服状況により定期的な服用へとスライドしていくとよい．

うつ状態が深刻な場合は速やかな抗うつ薬の開始を検討する．

- ベンゾジアゼピン系抗不安薬：不安が強い場合に短期間の使用が望ましい．半減期の短い薬剤を少量から開始し，必要に応じて漸

増していく．転倒やせん妄，過鎮静，依存形成，呼吸抑制などの
リスクが高いため，慎重な使用を心がける．

- 睡眠薬：作用する受容体によりベンゾジアゼピン系と非ベンゾジ
アゼピン系に分けられる．せん妄のリスクが高い場合は非ベンゾ
ジアゼピン系薬剤を第一選択とする．不安が強い場合や効果が得
られにくい場合には，ベンゾジアゼピン系薬剤を検討する．睡眠
状況により，作用時間の異なる薬剤を使い分けるとよい．

- 抗うつ薬：がん患者に推奨される抗うつ薬は特にないことから，
有害事象を考慮して薬剤選択を行うとよい．服薬開始後早期に消
化器症状（嘔気など）が出現しやすく，一方で抗うつ効果は数週
間の時間を要することから，服薬中断に至らないようあらかじめ
説明をしておく必要がある．

■ 文献

1）内富庸介．がんに対する通常の心理的反応とその基本的対応．In：内富庸介，
小川朝生，編．精神腫瘍学．1 版．東京：医学書院；2011．p.43-50.

2）Cordi M,Rasch B.Increasing Slow-Wave Sleep by Hypnotic Suggestions.First
Edition.Springer Publishing Company. 2016; p.611-20.

3）Greer JA,MacDonald J,Traeger L.Anxiety Disorders.In:Holland JG,Brietbart
WS,Butow PN,et al.Editors.Psycho-Oncology. 3rd ed. Oxford University Press.
2015; p.296-303.

4）Wilson KG,ChoChinov HM,Skirko MG, et al. Depression and anxiety disorders
in palliative cancer care. J Pain Symptom Manege. 2007; 33: 118-29.

5）American Psychiatric Association:Diagnostic and Statistical Manual of Mental
Disorders. 5th ed. Text Washington,DC.American Psychiatric Association
Press; 2013.

6）清水　研．うつ病，適応障害．In：内富庸介，小川朝生，編．精神腫瘍学．1
版．東京：医学書院；2011．p.96-108.

7）Li M, Hales S, Rodin G. Adjustment Disorders.In:Holland JG, Brietbart WS,
Butow PN, et al. Editors. Psycho-Oncology. 3rd ed. Oxford University Press;
2015. p.274-88.

〈西尾優子〉

IV. がん治療時に遭遇しやすい問題：その他

 むずむず脚症候群の診断と治療は
どうすればよいですか？

Answer

- むずむず脚症候群（restless legs syndrome: RLS）はQOLや睡眠を悪化させる．
- RLSには特発性と続発性がある．
- 不眠症状は睡眠導入剤を使用する前に睡眠衛生不良，睡眠時無呼吸症候群（sleep apnea syndrome: SAS），RLS，周期性四肢運動（periodic limb movements: PLM）の合併がないことを調べる必要がある．
- RLSの多くはドパミン受容体刺激薬で治療が可能である．

解説

1. むずむず脚症候群（RLS）はQOLや睡眠を悪化させる

RLSは下肢に起こる不快感とともに脚を動かしたくなる衝動をきたす疾患である．RLSによる不快感は安静で悪化し，歩行や運動などで改善するが入眠時に症状が悪化するため不眠となりやすい特徴がある 表1 [1]．重症RLSの多くは睡眠不足に起因する体調不良や気分障害によりQOLが低下する．RLSでは夜間睡眠中のPLMが高頻度にみられることが報告されている．

2. RLSは基礎疾患，患者背景，薬剤などと関係なく起こる特発性と，関係して起こる続発性がある

特発性RLSは一般患者の1％前後に起こり男性よりも女性のほうが多い[2]．一方，続発性RLSが起こる疾患は，腎不全，鉄欠乏，

表1 RLS 診断基準（以下の A ～ C の基準を満たす）

（宮本雅之, 他. 睡眠医療. 2015; 9: 175-84[1] より改変）

A. 脚を動かしたい衝動感, 通常, 脚の不快な, かつ違和感のある感覚に伴うか
   または原因となると考えられる.
   1. 臥床または座っているような安静時, または非活動時の時期に始まる.
      または悪化する.
   2. 歩く, あるいはストレッチのような運動を, 少なくとも活動を続けて
      いる限りは, 部分的または完全に改善する.
   3. 日中よりも夕方または夜間に, もっぱらあるいは圧倒的に発症する.
   （特徴的な脚の異常感覚）
B. 上記の症状は, 他の疾患や行動の状態の症状として単独では説明できない.
   （RLSmimics との鑑別）
C. RLS 症状は苦痛（苦悩）, 睡眠障害または精神, 身体, 社会, 産業, 教育, 行
   動または他の重要な領域での機能障害に関係している.
   （睡眠障害, 日中の活動への影響）

呼吸器疾患, うっ血性心不全, 精神疾患, 消化器疾患, 膠原病, 脳血管障害, 神経疾患, 内分泌疾患, 消化器系がんなどで起こりやすい.

また続発性 RLS が起こりやすい薬剤[3] には, カフェイン, バルビタール系薬剤, 神経遮断薬, 三環系抗うつ薬, SSRI, SNRI, ドパミン遮断薬, 中枢作動性抗ヒスタミン薬, カルシウム拮抗薬, 脂質低下薬, 非ステロイド系抗炎症薬などがあり服用する薬剤にも注意が必要である.

がん患者の場合には, 出血を伴うがんや食事摂取不良による鉄欠乏が RLS の原因となる. またがん治療中に起こるうつ病やうつ状態に対する SSRI や SNRI による薬剤性の RLS が起こりやすいことが指摘されている[3].

●3. 不眠症状は睡眠導入剤を使用する前に睡眠衛生不良, SAS, RLS, PLM の合併がないことを調べる必要がある

良い睡眠を得るために, 睡眠衛生を整えるのが原則である. さらに不眠症状の原因として, RLS は寝つきを悪くする. 中途覚醒・熟睡感欠如・早朝覚醒の原因としては SAS, RLS, PLM, うつ病

などが指摘されている．不眠症に対しては，すぐに睡眠導入剤を処方するのではなく不眠症状を起こす睡眠疾患を考慮する必要がある．

●4．RLS 治療

1 鉄剤

RLS 症例の 25％に低血清鉄があることから鉄欠乏の可能性が1945 年に[4] 報告され，鉄剤の静脈投与後に患者の 90％以上で症状が改善すると報告されている[5]．近年の研究でも，末梢の鉄欠乏と中枢の脳脊髄液のフェリチン減少とトランスフェリンの増加が報告されている[6]．一方，RLS に対する治療ではドパミン系薬剤に反応すること，PET を用いた研究では 18F-dopa の取り込みが減少していることから，ドパミン系の機能障害が RLS の原因[7] として指摘されている．鉄はドパミンの合成系に関わる補酵素であるチロシン水酸化酵素の co-factor であること，またドパミン D_2 レセプターは鉄を含んだ蛋白であることから，鉄欠乏がドパミン D_2 レセプターの機能障害を引き起こしている可能性が考えられている[3]．血清鉄は必ず確認が必要で，もし欠乏があればドパミン使用に優先して鉄補充をすべきである．血清鉄が正常範囲でも RLS のコントロールには血清フェリチン 100 μg/dL 以上が推奨されている．少なくともフェリチン 50 μg/dL を超えるように鉄剤投与する[2]．

2 ドパミン受容体刺激薬

RLS 重症度スコアにて 15 点以上をドパミン受容体刺激薬の薬剤治療対象とする．

• プラミペキソール（ビ・シフロール®）：保険適応薬．2010 年に日本で RLS 治療薬として最初に認可された薬剤である．プラミペキソールは D_2，D_3，D_4 受容体に親和性がある．プラミペキソール投与後 1 ～ 2 時間で最高血中濃度に達し，半減期は 6 ～ 8 時間である（添付文書）．腎排泄性薬剤のために腎機能低下患者では慎重投与である．特に透析患者では薬剤の蓄積が問題となる[8,9]．

腎不全以外の患者に対しても最大用量は6錠（0.75mg錠）であるが，2錠が推奨されている．むやみに用量を増やさないことがaugmentationに対する有効な手段となる．

- ロチゴチン：2013年2月に肝代謝のロチゴチンが発売されている．ロチゴチンはD_2，D_3受容体に親和性がある．ロチゴチン投与後16時間で最高血中濃度に達し，半減期は5.3時間である（添付文書）．24時間貼付剤のために血中濃度は定常に近い状態のまま維持される．今までの腎排泄の薬剤に比較し，高度腎機能低下者であっても安心して使用できる．2.25mgの貼付剤1〜3枚（2.25〜6.75mg）で治療可能である[10]．

- ロピニロール（レキップ®）：保険適応がないロピニロールはD_2，D_3受容体に親和性がある．ロピニロール投与後1.6時間で最高血中濃度に達し，半減期は6時間である（添付文書）．日本においてはRLSの保険診療はできないが，RLS治療の難渋例には治療薬として考慮できる．

  0.25mgを2〜12錠（0.5〜3.0mg）で治療可能であるが少ない用量での治療が基本である．腎不全患者でも減量は必要ない[11]．

3 抗てんかん薬

- ガバペンチン　エナカルビル（レグナイト®）：ガバペンチン　エナカルビルはガバペンチンのプロドラッグで消化管全体で生体内に吸収され，ただちにガバペンチンに変換される．薬物吸収の飽和を受けずに投与量に比例してガバペンチン血中濃度が上昇する特徴を有しているガバペンチンは，電位依存性シナプス前N型Ca^{2+}チャンネルの$\alpha2\delta$サブユニットに特異的に結合し，活性ニューロンの神経伝達を減少させる作用を有している（添付文書）．2009年にRLSに有効であることが報告されている[12]．

  日本では2012年に発売され，使用量は600mg/日（300mg × 2錠）であるが透析患者には禁忌である．精神疾患や神経疾患ですでにドパミン治療薬を使用している患者に起こったRLSでドパミンを減量できない場合はレグナイトの使用が奏効する．

Ⅳ　がん治療時に遭遇しやすい問題: その他

- ガバペンチン（ガバペンチン®）: ガバペンチン　エナカルビルと異なりガバペンチンは消化吸収の問題があり，血中濃度が不安定になる．抗てんかん薬として保険診療では単独では使用できない．

4 ベンゾジアゼピン系

- クロナゼパム（リボトリール®）: 日本における RLS 治療の第一選択として長年使用されてきた．しかし RLS 症状が強い場合には効果が期待できない．ドパミンアゴニストが使用できるようになってからは第二選択としてドパミンアゴニストとの併用療法あるいはドパミンアゴニストが使用できない場合に限定されている．使用量は 0.5mg × 1 〜 3 錠である．筋弛緩作用があるため高齢者では 0.5mg × 1 錠でも転倒や残遺眠気の問題があり減量を要する場合もある．

5 オピオイド製剤

　海外ではドパミンアゴニストやガバペンチン　エナカルビルが無効な症例では第二選択[13] として使用されているが日本では一般化されていない．当院でも RLS 重症患者で併存する末期がんの疼痛に対して麻薬を使用している患者で麻薬により RLS が劇的に改善する症例を経験している．

● 5. 最新の RLS 治療の動向

　欧州神経学会，欧州神経連合，欧州睡眠学会の 3 学会合同の治療ガイドライン 2012 年は，augmentation を含めた長期治療の結果をもとに短時間作用型の薬剤よりも長時間作用型の薬剤の方が安全性と効果の面で優れていることを報告[8, 13] している．RLS 治療の第一選択は長時間作用型のロチゴチンあるいはガバペンチン　エナカルビル，これらが無効な場合には第二選択としてドパミンアゴニスト（ロチゴチン，プラミペキソール，ロピニロール）とガバペンチン　エナカルビルの併用療法，あるいはオピオイドが推奨[8, 13] されている．

194

増悪効果（augmentation）

RLS 治療をするために使用するドパミン作動薬の副作用で RLS 症状が悪化することをいいます．長時間作用型のロチゴチンでは 295 名の 5 年間の追跡調査で augmentation が 13.2％であったのに対して，短時間作用型のロピニロール，プラミペキソール，レボドパでは 266 名の 5 年間の追跡調査で実に 75％に augmentation が起こることが報告されています．

■ 文献

1) 宮本雅之, 平田幸一. 睡眠関連運動障害群（SRMDs）. 睡眠医療. 2015；9：175-84.

2) 野村哲志, 中島健二. Restless legs 症候群の疫学. In：日本神経治療学会治療指針作成委員会, 編. 標準的神経治療：Restless legs 症候群. 神経治療. 2012；29：81-4.

3) 小池茂文. 二次性 Restless legs 症候群. In：日本神経治療学会治療指針作成委員会, 編. 標準的神経治療：Restless legs 症候群. 神経治療. 2012；29：90-4.

4) Ekbom KA. Restless legs syndrome. Acta Med Scand. 1945; 158（suppl）：4-12.

5) Nordlander NB. Therapy in restless legs. Acta Med Scand. Suppl. 1953; 145: 453-7.

6) Earley CJ, Connor JR, Beard JL, et al. Abnormalities in CSF concentrations of ferritin and transferrin in restless legs syndrome. Neurology. 2000; 54: 1698-700.

7) Ruottinen HM, Partinen M, Hubin C, et al. An FDOPA PET study in patients with periodic limb movement disorder and restless legs syndrome. Neurology. 2000; 54: 502-4.

8) 小池茂文. レストレスレッグス症候群治療薬. 月刊薬事. 2014；56：57-62.

9) Lin SC, Kaplan J, Burger CD, et al. Effect of pramipexole in treatment of resistant restless legs syndrome. Mayo Clin Proc. 1998; 73: 497-500.

10) Happe S, Trenkwalder C, et al. Role of dopamine receptor agonists in the treatment of restless legs syndrome.CNS Drugs. 2004; 18: 27-36.

11) Adler CH, Hauser RA, Sethi K, et al. Ropinirole for restless legs syndrome: a placebo-controlled crossover trial. Neurology. 2004; 62: 1405-7.

IV がん治療時に遭遇しやすい問題: その他

12) Merlino G, Serafini A, Young JJ, et al. Gabapentin enacarbil, a gabapentin prodrug for the treatment of the neurological symptoms associated with disorders such as restless legs syndrome. Curr Opin Investing Drugs. 2009; 10: 91-102.

13) Garcia-Borreguero D, Ferini-Strambi L, Kohnen R, et al. European guidelines on management of restless legs syndrome: report of a joint task force by the European Federation of Neurological Societies, the European Neurological Society and the European Sleep Research Society. Eur J Neurol. 2012; 19: 1385-96.

〈小池茂文〉

V. がん治療後の問題

Question 1 急性腎障害患者の長期フォローアップはどうすればよいですか？

Answer
- 急性腎障害（AKI）は慢性腎臓病（CKD）の危険因子である．
- AKI の重症度および再発は CKD の移行に関連する．
- AKI 後の生命予後および健康関連 QOL は不良である．
- AKI の発症 3 カ月の時点で腎機能を評価し，障害度に応じてフォローアップする．

解説

● 1．AKI は CKD の危険因子である

　AKI は腎機能低下の危険因子である．特に，CKD 患者が AKI を合併すると腎予後が悪い．ICU に入室した手術患者（うち，がん患者が 39.9%）では，平均 4.62 年間の追跡期間内に透析導入された頻度は，推算糸球体濾過量（eGFR）≦ 45mL/min/1.73m^2 では 17.8 名/100 名・年，非 CKD 患者では 0.15 名/100 名・年であり，進行した CKD があると AKI 後の腎予後は悪い[1]．さらに，腎機能がベースラインに回復しない場合も，透析導入リスクが 10 倍以上高い[1]．

　年齢と腎機能をマッチさせた前向き観察研究では，3 年後に CKD へ進展する頻度は AKI 患者で 24.6%，非 AKI 患者で 7.5% であった．CKD への進展因子として，AKI 発症 3 カ月における eGFR の回復遅延（−8.2mL/min/1.73m^2 以上の低下），男性，糖尿病の合併，AKI の再発があげられている[2]．

● 2. がん患者における AKI から CKD への移行

　シスプラチン＋放射線療法を受けた頭頸部がん患者では，AKI 発症後 12 カ月に CKD へ進展する割合は AKI ステージ 1 〜 2 では 31％，ステージ 3 では 54％であり，AKI ステージが進行しているほど CKD への移行率は高い．しかし，AKI ステージ 3 における 12 カ月後の eGFR は平均 75mL/min/1.73m² にとどまっている[3]．同様に，シスプラチン投与後に腎機能の推移を観察した多施設共同研究では，CKD の合併率は投与後 5 年間で 11 から 33％まで増えたものの，ほとんど（30％）が CKD ステージ G3（eGFR：30 〜 59 mL/min/1.73m²）であり，CKD ステージ G4 以降（eGFR ＜ 30 mL/min/1.73m²）に進行した症例は 3％にすぎず，透析治療が必要な末期腎不全患者はいなかった[4]．したがって，シスプラチン腎症から CKD への進展率は 30 〜 50％であるものの，多くが CKD ステージ G3 にとどまり，末期腎不全まで進行する例は少ないといえる．

　胃がん術後患者では，AKI 発症 1 週間以内に血清クレアチニンがベースラインに戻らないと，1 年以内に CKD が 26.1％で発症すると報告されている[5]．

● 3. AKI の再発と CKD は関連する

　高齢者では AKI を再発しやすい．米国の退役軍人を対象とした大規模コホート研究[6]では，AKI 入院患者（うち，がん患者は 26％）が退院後 12 カ月以内に AKI で再入院するケースが全体の 25.3％あり，再入院までの期間は中間値で 64（19 〜 167）日であった．AKI 再発の危険因子として，うっ血性心不全，非代償性肝硬変，がん，急性冠動脈症候群，脱水症などがあり，特に化学療法を行ったがん患者では 90 日以内に AKI を再発する[6]．

　AKI の再発は CKD の進行と関連する．糖尿病患者を対象としたコホート研究[7]では，9 年の観察期間内に AKI を発症したエピソードがあると，CKD ステージ G4 へ進行するリスクは 3.56 倍高く，

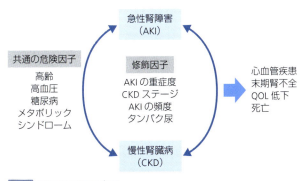

図1 AKIとCKDの連関
(Chawla LS, et al. N Engl J Med. 2014; 371: 58-66[8] より改変)

さらにAKIの再発数が1回増えるごとにCKDリスクは2.02倍上昇する．

現在，AKIとCKDは互いが密接に関連した一連の疾患概念として提唱されている 図1．

> **ワンポイントアドバイス**
> AKIの頻度が増えるほどCKDへ進展するリスクが高まります．そのため，外来でフォローする場合は，①造影剤の使用はできるだけ減らす，②腎毒性のある薬剤（腎排泄型抗菌薬，消炎鎮痛薬など）は控える，③ RAS阻害薬による腎前性腎不全に注意する，④ 活性型ビタミンD製剤による高カルシウム血症に注意する，など，薬剤の使いかたにも配慮する必要があります．

4．AKIは生命予後とQOL低下の危険因子である

個別研究をまとめたシステマティックレビュー[9]によると，AKIが発症する前の腎機能やAKI回復度にかかわらず，AKI発症1年後の死亡リスクは数倍高い．同様に，AKI合併したICU患者の退院後の健康関連QOLをまとめたシステマティックレビュー[10]によると，日常生活活動度や職場復帰率などが不良である．

● 5. AKI 後の長期フォローアップ

これまでの研究をまとめると，AKI の長期予後，特に生命予後や腎予後は不良といえる．日本腎臓学会，日本集中治療医学会，日本透析医学会，日本急性血液浄化学会，日本小児腎臓病学会の 5 学会が公表した「AKI（急性腎障害）診療ガイドライン 2016」[11] では，「AKI の長期予後は不良である．よって発症 3 カ月後を目安に患者の状態を確認し，それに応じて長期にフォローアップすることを提案する」（推奨度 2，エビデンスレベル C）としている．

しかし，すべての AKI 患者を長期的にフォローアップすることは難しい．実際，AKI ステージ 3 の患者でも，退院後 30 日以内に腎臓内科医の外来を受診するのは 3 分の 1 程度である．したがって，退院後 3 カ月を目安に eGFR やタンパク尿を計測し，75 歳未満では CKD ステージ G3a 以降，後期高齢者では CKD ステージ G3b 以降を目安として，腎臓内科医の外来を紹介受診する 図2 やり方が現実的と思われる．

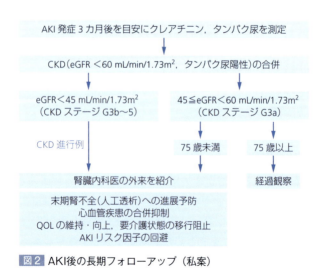

図2 AKI後の長期フォローアップ（私案）

Memo

　関連5学会から出された「がん薬物療法時の腎障害診療ガイドライン2016」では，がんサバイバーの長期フォローについては記載されていません．しかし，高齢がんサバイバーの健康寿命を延ばすためには，がん治療医と非治療医の連携がますます必要になっています．

　平成29年2月より，好中球ゼラチナーゼ結合性リポカイン（NGAL）尿が保険収載（210点）され，AKIの診断時に1回，その後はAKIに対する一連の治療につき3回を限度に算定できるようになりました．ICU入室時の尿中NGAL濃度は，長期的なCKD進展の影響因子と報告されています[12]．したがって，ICU入室時の尿中NGALは，AKIの発症のみならず，CKDへの進展の予測因子である可能性があります．

■ 文献

1) Wu VC, Huang TM, Lai CF, et al. Acute-on-chronic kidney injury at hospital discharge is associated with long-term dialysis and mortality. Kidney Int. 2011; 80: 1222-30.

2) Horne KL, Packington R, Monaghan J, et al. Three-year outcomes after acute kidney injury: results of a prospective parallel group cohort study. BMJ Open. 2017; 7: e015316.

3) Bhat ZY, Cadnapaphornchai P, Ginsburg K, et al. Understanding the risk factors and long-term consequences of cisplatin-associated acute kidney injury: an observational cohort study. PLoS One. 2015; 10: e0142225.

4) Latcha S, Jaimes EA, Patil S, et al. Long-term renal outcomes after cisplatin treatment. Clin J Am Soc Nephrol. 2016; 11: 1173-9.

5) Kim CS, Bae EH, Ma SK, et al. Impact of transient and persistent acute kidneyinjury on chronic kidney disease progression and mortality after gastric surgery for gastric cancer. PLoS One. 2016; 11: e0168119.

6） Siew ED, Parr SK, Abdel-Kader K, et al. Predictors of recurrent AKI. J Am Soc Nephrol. 2016; 27: 1190-200.

7） Thakar CV, Christianson A, Himmerfarb J, et al. Acute kidney injury episodes and chronic kidney disease risk in diabetes mellitus. Clin J Am Soc Nephrol. 2011; 6: 2567-72.

8） Chawla LS, Eggers PW, Star RA, et al. Acute kidney injury and chronic kidney disease as interconnected syndromes. N Engl J Med. 2014; 371: 58-66.

9） Sawhney S, Mitchell M, Marks A, et al. Long-term prognosis after acute kidney injury（AKI）: what is the role of baseline kidney function and recovery？ A systematic review. BMJ Open. 2015; 5: e006497.

10） Villeneuve PM, Clark EG, Sikora L, et al. Health-related quality-of-life among survivors of acute kidney injury in the intensive care unit: a systematic review. Intensive Care Med. 2016; 42: 137-46.

11） AKI（急性腎障害）診療ガイドライン 2016. 東京: 東京医学社; 2016. p.70-1.

12） Isshiki R, Asada T, Sato D, et al. Association of urinary neutrophil gelatinase-associated lipocalin with long-term renal outcomes in ICU survivors: a retrospective observational cohort study. Shock. 2016; 46: 44-51.

〈加藤明彦〉

V. がん治療後の問題

Question 2　がん治療時の骨粗鬆症はどう評価し治療すればよいですか？

Answer

- 乳がんや前立腺がんで行われる性ホルモン（テストステロン，エストロゲン）を抑制する治療は骨粗鬆症発症のリスクを高める．
- 乳がんで使用するアロマターゼ阻害薬，前立腺がんに使用されるLH-RHアンタゴニスト・アゴニストや抗アンドロゲン薬が骨粗鬆症をまねきやすい．
- がん治療時に発生する骨粗鬆症の診断方法は原発性骨粗鬆症と同一である．
- ビスホスホネートや抗RANKL抗体やSERMは治療効果に関するエビデンスを有している．一方PTH製剤（テリパラチド）は放射線治療を受けている場合や骨転移がある場合は禁忌である．

解説

● 1. 医原性の骨粗鬆症

　がん治療においては，がんそのものに起因する骨粗鬆症に加え，がん治療の副作用として続発性骨粗鬆症が発症することがある．乳がんや前立腺がんの治療ではがん細胞の増殖速度を低下させることを目的に性ホルモン（テストステロン，エストロゲンなど）を抑制する治療が行われるが，もともと性ホルモンは骨を保護する役割を有しているため体内の性ホルモンが減少すると骨粗鬆症を発症する危険性が高くなり，いわゆる性腺機能低下症にみられる骨粗鬆症と

同じ骨病態を呈するようになる.

● 2. 乳がんの治療薬と骨粗鬆症

乳がんは乳腺や乳管に発生するがんであり，乳がんの発生や成長には女性ホルモンであるエストロゲンが関わっている．閉経によってエストロゲンは喪失するので閉経後の女性に供給されるエストロゲンは，男性ホルモンであるアンドロゲンからエストロゲンが生成される経路から主に供給される．このアンドロゲンをエストロゲンへ変換させる過程で作用する酵素がアロマターゼであり，このアロマターゼの作用を抑制するアロマターゼ阻害薬はエストロゲンの生成を抑制することによって閉経後の乳がんの発生や成長を抑える作用を発現する 図1 .

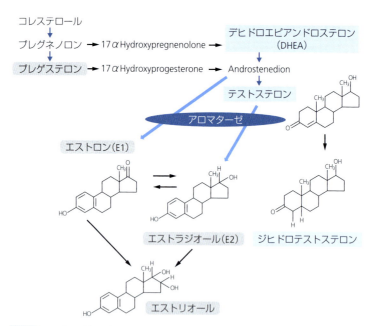

図1 エストロゲンがアンドロゲンから生成される過程におけるアロマターゼの作用部位

エキセメスタン（アロマシン®錠 25mg），アナストロゾール（アリミデックス®錠 1mg），レトロゾール（フェマーラ®錠 2.5mg）が代表的なアロマターゼ阻害薬であるが，これらはエストロゲンを抑制することによって破骨細胞の活性化をまねき，骨粗鬆化を促進させるリスクがある．アロマターゼ阻害薬を用いた術後療法に関する主な臨床試験では，アロマターゼ阻害薬使用患者の骨折および骨粗鬆症の発症頻度は，タモキシフェンあるいはプラセボに比べて有意に高いことが報告されている[1]．したがって，乳がん診療ガイドラインではアロマターゼ阻害薬使用患者では年齢や家族歴などから骨粗鬆症のリスクを評価し，骨粗鬆症の危険が高い症例に対しては骨密度（BMD）測定を行うことを推奨している[2]．

● 3．前立腺がんの治療薬と骨粗鬆症

前立腺がんの治療法には PSA 監視療法（無治療経過観察），手術療法，放射線療法（外照射，小線源療法など），ホルモン療法などがあり，このうち骨粗鬆症のリスクと関係しているのはホルモン療法である．前立腺がんには，精巣や副腎から分泌されるアンドロゲン（男性ホルモン）の刺激で疾患が進行する性質があるため，ホルモン療法では前立腺がんの進行を抑えるためにアンドロゲンの分泌や働きを妨げる薬剤を使用する．これらの薬剤は中枢性にアンドロゲンの分泌を抑制するものと前立腺でのアンドロゲンの作用を阻害するものに大別される 図2．

LH-RH（黄体形成ホルモン放出ホルモン）アゴニストであるゴセレリン酢酸塩（ゾラデックス®），リュープロレリン酢酸塩（リュープリン®）と LH-RH アンタゴニストであるデガレリクス酢酸塩（ゴナックス®）は中枢性に作用する薬剤である．また抗アンドロゲン剤としてはクロルマジノン酢酸エステル（プロスタール®），フルタミド（オダイン®），ビカルタミド（カソデックス®），エンザルタミド（イクスタンジ®），アビラテロン酢酸エステル（ザイティガ®）などがある．

V がん治療後の問題

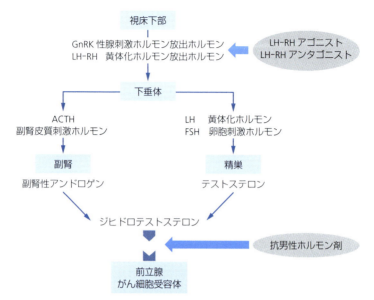

図2 前立腺がんの進行を抑える薬剤は中枢性に作用するLH-RHアゴニスト・アンタゴニストとアンドロゲンの生成や受容体への結合を阻害する抗男性ホルモン剤がある

● 4. 前立腺がんのホルモン療法にみられる骨粗鬆症

　ホルモン療法では前立腺以外の臓器におけるアンドロゲンの生理作用を妨げることによって，性機能障害，ホットフラッシュ（のぼせ，ほてり，急な発汗），疲労，女性化乳房，骨・身体組成・糖代謝・脂質代謝・心血管系・認知機能に対する影響などの有害事象がみられる[3]．このうち骨に対する影響としてみられるのが骨粗鬆症である．続発性骨粗鬆症の原因のひとつに性腺機能低下症があるが，前立腺がんに対するホルモン療法ではこれと同様の病態が薬剤によって惹起される．そのため1年間のホルモン療法により腰椎骨密度は2～5％減少し，骨折のリスクは1.5～1.8倍に増加すると報告されている[4,5]．

■1 骨粗鬆症の臨床症状

骨粗鬆症の臨床症状は，身長の低下と円背，腰背部痛である．腰背部などの疼痛は概して鈍痛であり，重苦しいと訴えることが多いが，脊椎圧迫骨折などの骨折を生じた場合には睡眠も妨げられるなど ADL の低下を伴うようになる．

■2 骨粗鬆症の診断

骨粗鬆症の診断は DXA（dual energy X-ray absorpitiometry）法によって腰椎や大腿骨などの躯幹骨の評価により行うことが理想であるが，前腕骨でも評価可能で，DXA が利用できない場合は手部単純 X 線写真から定量する RA（radiographic abosorptiometry）法でも評価できる[6]．体重，両親の大腿骨近位部骨折歴の有無，現在の喫煙習慣や飲酒習慣，ステロイド薬併用の有無，関節リウマチの合併の有無などは骨粗鬆症の危険因子とされており，医療面接の際に聴取する必要がある．

■3 前立腺がん治療に伴う骨粗鬆症の治療

ホルモン療法による骨密度低下に関してアレンドロネート（フォサマック® など：70mg/週・1 年の投与により腰椎骨密度が 5.1％増加[7]）やゾレドロン酸（リクラスト®）などのビスホスホネート，SERM であるラロキシフェン（エビスタ® など：60mg/日・1 年の投与により腰椎骨密度が 2.0％増加[8]），抗 RANKL 抗体であるデノスマブ（プラリア®：60mg/6 月・2 年の投与により腰椎骨密度が 6.6％増加[9]）の投与によって骨密度が改善すると報告されている．一方，原発性骨粗鬆症では良好な治療成績が報告されている PTH 製剤であるテリパラチド（フォルテオ® など）は，放射線治療を受けた患者や転移性骨腫瘍には使用が禁忌であるので注意を要する．

乳がんの治療によって生ずる骨粗鬆化について米国臨床腫瘍学会（ASCO）はガイドラインの中で適度の運動とカルシウムやビタミン D の摂取，1 年ごとの骨密度測定を推奨しており骨粗鬆症の診断基準を満たす場合は骨粗鬆症の治療を開始すべきであると提唱した[10]．また骨密度の評価のみでなく他の骨折リスクを考慮して早

めにビスホスホネートをすべきであり，この点は前立腺がん治療に
伴う骨密度低下でも推奨されている[11]．

　骨粗鬆症は一般に女性の疾患と捉えられているが，ホルモン療法
を受けている男性は骨粗鬆症のリスクがあり，女性に対するのと同
様に正確な診断と早期の治療が必要である．

■文献

1）Chien AJ, Goss PE. Aromatase inhibitors and bone health in women with breast cancer. J Clin Oncol. 2006; 24: 5305-12.

2）日本乳癌学会診療ガイドライン委員会．アロマターゼ阻害薬使用患者における骨粗鬆症の予防・治療にビスフォスフォネートやデノスマブは勧められるか．In: 日本乳癌学会，編．科学的根拠に基づく乳癌診療ガイドライン1　治療編．東京: 金原出版; 2015. p.178-80.

3）前立腺癌診療ガイドライン 2016 年版作成委員．ホルモン療法にともなう有害事象およびその対策にはどのようなものが推奨されるか？　In: 日本泌尿器科学会，編．前立腺癌診療ガイドライン 2016 年版．大阪: メディカルレビュー社; 2016. p.214-8.

4）Morote J, Orsola A, Abascal JM, et al. Bone mineral density changes in patients with prostate cancer duruing the first 2 years of androgen suppression. J Urol. 2006; 175: 1679-83.

5）Shahinian VB, Kuo YF, Freeman JL, et al. Risk of fracture after androgen deprivation for prostate cancer. N Engl J Med. 2005; 352: 154-64.

6）骨粗鬆症の予防と治療ガイドライン作成委員会．骨粗鬆症の診断．In: 骨粗鬆症の予防と治療ガイドライン作成委員会，編．骨粗鬆症の予防と治療ガイドライン 2015 年版．東京: ライフサイエンス出版; 2015. p.26-9.

7）Greenspan SL, Nelson JB, Trump DL, et al. Effect of once-weekly oral alendronate on bone loss in men receiving androgen deprivation therapy for prostate cancer: a randomized trial. Ann Intern Med. 2007; 146: 416-24.

8）Smith MR, Fallon MA, Lee H, et al. Raloxifene to prevent gonadotropin-releasing hormone agonist-induced bone loss in men with prostate cancer: a randomized controlled trial. J Clin Endocrinol Metab. 2004; 89: 3841-6.

9）Smith MR, Egerdin B, Hernandez Toriz N, et al. Denosumab in men receiving androgen-deprivation therapy for prostate cancer. N Engl J Med. 2009; 361: 745-55.

10）Hillner BE, Ingel JN, Chlebowski RT, et al. American Society of Clinicl Oncology 2003 update on the role of bisphosphonates and bone health issues in

women with breast cancer. J Clin Oncol. 2003; 21: 4042-57.
11) Coleman R, Body JJ, Aapro M, et al. Bone health in cancer patients: ESMO Clinical Practice Guidelines. Ann Oncol. 2014; 25 (Supple 3): 124-37.

〈山﨑 薫〉

V. がん治療後の問題

Question 3 抗がん剤治療後の認知機能低下(ケモブレイン)とはどういった病態ですか?また,どう対応すればよいですか?

Answer

- ▶ 注意・集中力,記憶,作業スピード,遂行機能などの障害が主に認められる.
- ▶ 化学療法中に認められ,治療後も症状が継続することがある.
- ▶ 日常生活や職場などで苦痛を感じているにもかかわらず,認知機能検査上は機能低下が正常範囲であることが多い.
- ▶ 成因として,抗がん剤による直接的な影響と免疫機能低下や炎症などの間接的な影響が考えられている.
- ▶ 診療の際は,認知機能の変化にも注意を払い,苦痛に理解を示しつつ,対処法の助言を行うことが大切である.

解説

● 1. ケモブレインとは

抗がん剤治療に伴う認知機能障害は,"chemotherapy induced cognitive impairment (CICI)"や"chemobrain (ケモブレイン)","chemofog (ケモフォッグ)"などとよばれている(以下,ケモブレインと表記).ケモブレインは,患者の日常生活や職場での作業に影響を及ぼし,QOLの低下をもたらすことが知られている.しかしながら,認知機能検査における機能低下は正常範囲内か軽度であることが多く,周囲からは気づかれていないことが多い.さらには医療者にもあまり知られていない.

● 2. 認知機能の障害領域と評価法

　ケモブレインの症状は，通常，認知機能検査による客観的評価と患者からの主観的報告（patient reported outcomes：PRO）によって評価される．客観的評価を行ったこれまでの報告をまとめたレビューではおよそ15〜75％の患者に，言語性記憶，視覚性記憶，思考の柔軟性，情報処理速度，注意・集中力，視空間認知力，ワーキングメモリー，遂行機能などの障害が認められている[1,2]．これらの症状は主に治療中に強く認められ，経過とともに軽快するが，治療終了後も6カ月から年単位で継続し，なかには長期（10〜20年）に影響が認められたとの報告もある[2]．一方，PROに基づく報告でも類似の経過が認められているが[3]，客観的評価と比較して，障害の程度や頻度については差がしばしば認められている．もともとの評価法が異なるため単純な比較はできないものの，PROでは，不安や抑うつなどの心理的問題や痛み，不眠，倦怠感による影響を受けている可能性が指摘されている．しかしながら，これらの影響を除外した検討においても認知機能障害を同様に認めることも多数報告されている．PROに基づく認知機能障害は，QOLの低下と密接に関連することから丁寧に検討する必要がある．

　PROは，検査による客観的評価とは異なり，実際に患者が日常生活や社会活動で直面している困難や支障について，より具体的にイメージして把握できることから，近年ますます重要視されています．客観的な評価とは異なる結果が得られた場合でも，認知機能障害の存在を否定せず，まずは患者の主観的な訴えに耳を傾ける姿勢が大切です．

● 3. ケモブレインの成因

　ケモブレインの成因やメカニズムはいまだ明らかにはなっていないが，以下のようなことが推定されている[4] 図1．

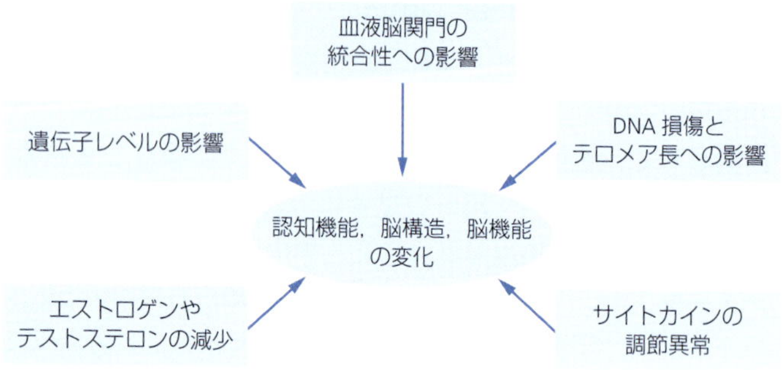

図1 ケモブレインの想定されているメカニズム

(Ahles TA, et al. Nat Rev Cancer. 2007; 7: 192-201[4])

1 直接的影響（抗がん剤が血液脳関門を通過することによって引き起こされるもの）

- 神経細胞やグリア細胞の直接的な傷害
- 神経新生への影響
- 神経伝達物質レベルの変化
- 微小血管傷害による血管密度の減少や虚血，など

2 間接的影響

- 免疫機能の低下
- 末梢で放出され血液脳関門を通過したサイトカインの影響による，脳内の活性酸素や窒素種の増加
- マイクログリアの活性化によって引き起こされる局所的なサイトカイン放出の増加による神経傷害の促進
- ホルモン状態の変化（エストロゲンやプロゲステロンレベルの減少など）
- 酸化ストレスの影響によるDNAの損傷，テロメア長の短縮，など

3 個別の要因

- 年齢，血管系のリスクファクター
- がん発症前の認知機能状態や認知予備能

・遺伝的要因（Apolipoprotein E［APOE］遺伝子の ε4 アレル，catechol-O-methyltransferase［COMT］-Val ゲノタイプ），など

> 近年，脳（機能）画像評価を取り入れた研究が増えてきています．例えば，化学療法を受けたサバイバーの認知機能低下と海馬体積の減少が，血清中の interleukin-6（IL-6）や tumor necrosis alpha（TNF-α）濃度の上昇と関係していること[5]，化学療法中の患者における認知課題中の海馬や前頭前野の活性化低下[6]，化学療法による default mode network connectivity の変化や抗がん剤種による差異[7] などが報告されており，今後も病態解明に向けての研究が進んでいくものと思われます．

● 4. ケモブレインの対策

エビデンスレベルの高い治療やケアについてはいまだ確立されていないが，これまでの報告から以下のような方法が候補としてあげられる．

1 サバイバーへの情報提供と心理教育

患者の多くは，治療で生じるかもしれない副作用について，事前に知っておきたいと考えていることから，医療者は，抗がん剤で生じうる嘔気，嘔吐，倦怠感などと同じように，ケモブレインの生じる可能性についても説明したほうがよいといった意見がある．これについてはいまだ意見が分かれると考えられ，慎重に考えていく必要があるが，事前の情報提供によって患者自身が認知機能の変調に気づき，自ら医療者に相談することに役立つ可能性がある．また，医療者も，患者の認知機能の変化に十分注意を払っておくことが大切であり，客観的な徴候や自らの報告があれば，患者自身が症状に対して可能な限り適応的に対処できるように援助や助言を行うとともに，心理的サポートを行うことが大切である．また，患者が日常

生活や社会活動において，周囲の人から支援を得ることはとても大切である．患者を取り巻く環境を考慮しながら，必要に応じて関係者に患者の状況について説明を行うことは，患者自身の心理的負担軽減につながると考えられる．

2 対処法の工夫（コーピングストラテジー）

患者からの聞き取り調査などから，実際に工夫されている対処行動として，表1 のような方法があげられている[8]．このうち，"必要なことは書き出す"ことは最も大切な方法として報告されている．

3 非薬物療法

認知行動療法（cognitive behavioral therapy：CBT）や認知ト

表1 がんサバイバーによって行われている認知機能障害へのセルフケア

(Von Ah D, et al. Semin Oncol Nurs. 2013; 29: 288-99[8]) を一部改変)

個人あるいは組織的なマネジメント	物理的サポート	社会的環境	ストレスと注意疲労の軽減	精神面の刺激
書きとめること	物の置き場所を一定にすること	支援的で了承が得られる社会環境を探すこと	運動	クロスワードパズル
一つのことに集中すること	補助器具を使うこと（GPSなど）	認知機能の変化について患者とその家族に情報が十分提供されること	瞑想	Sudoku（ナンバープレース）
急がないこと		コミュニケーションをしっかりとって他者からのサポートを引き出すこと	リラクゼーション法	言葉さがしゲーム
間違いを許容すること			ヨガ	
思い出すためのきっかけ（手掛かり）をもつこと			十分な睡眠	
行うべき作業をルーチーン化すること				

レーニングプログラム，補完代替療法的アプローチ（ビタミン E，Ginkgo biloba［銀杏］，運動などの身体活性化）などが検討されている．"Brief CBT" に関する予備的検討では，安全性，実行可能性，ワーキングメモリーの改善，QOL の向上効果が報告され[9]，Web ベースの認知機能トレーニングによる randomized controlled trial では，認知機能の改善効果と半年間の持続，不安，抑うつ，倦怠感，QOL の改善が報告されている[10]．

4 薬物療法

国内では現時点で明確な取り組みはないが，海外では精神刺激薬（メチルフェニデートやモダフィニルなど），コリンエステラーゼ阻害薬などが検討されており，モダフィニルでは，精神運動活動スピード，注意機能の改善などが報告されている[11, 12]．ドネペジルについては，脳腫瘍の患者を対象とした試験において，注意機能，言語性認知，構成認知の有意な改善が報告されているが[13]，肺がん患者を対象としたビタミン E との併用による検討では効果は示されなかったと報告されており[14]，いまだ検証は不十分である．

■文献

1) Nelson CJ, Nandy N, Roth AJ. Chemotherapy and cognitive deficits: mechanisms, findings, and potential interventions. Palliat Support Care. 2007; 5: 273-80.

2) Ahles TA, Root JC, Ryan EL. Cancer-and cancer treatment-associated cognitive change: an update on the state of the science. J Clin Oncol. 2012; 30: 3675-86.

3) Janelsins MC, Heckler CE, Peppone LJ, et al. Cognitive complaints in survivors of breast cancer after chemotherapy compared with age-matched controls: an analysis from a nationwide, multicenter, prospective longitudinal study. J Clin Oncol. 2016: JCO2016685856. [Epub ahead of print]

4) Ahles TA, Saykin AJ. Candidate mechanisms for chemotherapy-induced cognitive changes. Nat Rev Cancer. 2007; 7: 192-201.

5) Kesler S, Janelsins M, Koovakkattu D, et al. Reduced hippocampal volume and verbal memory performance associated with interleukin-6 and tumor necrosis factor-alpha levels in chemotherapy-treated breast cancer survivors.

Brain Behav Immun. 2013; 30 Suppl: S109-16.

6) Wang L, Apple AC, Schroeder MP, et al. Reduced prefrontal activation during working and long-term memory tasks and impaired patient-reported cognition among cancer survivors postchemotherapy compared with healthy controls. Cancer. 2016; 122: 258-68.

7) Kesler SR, Blayney DW. Neurotoxic effects of anthracycline- vs nonanthracycline-based chemotherapy on cognition in breast cancer survivors. JAMA Oncol. 2016; 2: 185-92.

8) Von Ah D, Storey S, Jansen CE, et al. Coping strategies and interventions for cognitive changes in patients with cancer. Semin Oncol Nurs. 2013; 29: 288-99.

9) Ferguson RJ, McDonald BC, Rocque MA,et al. Development of CBT for chemotherapy-related cognitive change: results of a waitlist control trial. Psychooncology. 2012; 21: 176-86.

10) Bray VJ, Dhillon HM, Bell ML et al. Evaluation of a web-based cognitive rehabilitation program in cancer survivors reporting cognitive symptoms after chemotherapy. J Clin Oncol. 2017; 35: 217-25.

11) Kohli S, Fisher SG, Tra Y, et al. The effect of modafinil on cognitive function in breast cancer survivors. Cancer. 2009; 115: 2605-16.

12) Lundorff LE, Jønsson BH, Sjøgren P. Modafinil for attentional and psychomotor dysfunction in advanced cancer: a double-blind, randomised, cross-over trial. Palliat Med. 2009; 23: 731-8.

13) Shaw EG, Rosdhal R, D'Agostino RB Jr, et al. Phase II study of donepezil in irradiated brain tumor patients: effect on cognitive function, mood, and quality of life. J Clin Oncol. 2006; 24: 1415-20.

14) Jatoi A, Kahanic SP, Frytak S, et al. Donepezil and vitamin E for preventing cognitive dysfunction in small cell lung cancer patients: preliminary results and suggestions for future study designs. Support Care Cancer. 2005; 13: 66-9.

〈谷向 仁〉

V．がん治療後の問題

Question 4 抗がん剤治療後にみられやすい心不全について教えてください

Answer

- ▶ 典型的アドリアマイシン心筋症の症例を提示．
- ▶ 抗がん剤心毒性には2タイプあり：非可逆的心筋障害型と可逆的心機能障害型．
- ▶ 早期診断のためには心臓超音波，RI，心筋バイオマーカーによる評価が重要．
- ▶ 予防には，累積投与量，投与法の管理が重要．
- ▶ 早期診断には心臓超音波，心臓核医学検査，心筋バイオマーカーのモニターが重要．
- ▶ デクスラゾキサン，エナラプリル，カルベジロールの治療効果が注目される．

解説

● 1．臨床像

1 症例提示（アドリアマイシン心筋症）

1990年代に経験したアントラサイクリン系薬剤による心筋症（いわゆるアドリアマイシン：ADM心筋症，73歳男性）を症例提示する[1]．69歳で急性骨髄単球性白血病と診断され，その後入退院を繰り返し，化学療法を実施（4年間の累積投与量：ADM 89mg/m^2，ミトキサントロン［MIT］206mg/m^2，エトポシド［ETP］2,170mg/m^2）していたが，労作時および夜間発作性呼吸困難が出現，急性非代償性心不全と診断され入院した．心臓超音波検査でLVEF 16％，心室中隔壁8mm，後壁9mm，中等度僧帽弁逆流および三尖弁逆

流，集中治療室管理（収容時肺毛細管圧 32mmHg，心係数 1.79L/min/m^2）を要したが，心不全発症 7 カ月後に死亡．アントラサイクリン系抗がん剤である MIT の蓄積投与量の増加とともに心機能低下と心拡大が進行した．心電図では低電位差が著しくなり左軸偏位化した．MIT は ADM 換算すると 206 × 3（618mg/m^2）であり，ADM 累積投与量が 89 + 618（707mg/m^2）と上限量（500mg/m^2）を超えていた．剖検では，心重量 380g，心室壁菲薄化，拡張型心筋症様であり，心筋細胞空胞変性，筋原線維一部消失・脱落，心筋細胞周囲の線維化を認め，典型的な「ADM 心筋症」と診断された[1]．

2 抗がん剤心毒性タイプ I と II

抗がん剤による心毒性は，ADM 心筋症に代表されるタイプ I（心筋障害型）と，分子標的薬トラスツズマブに代表されるタイプ II（心機能障害型）に分けられる[2]．タイプ I では用量依存的に心筋障害・心不全が進行し，ADM やその他のアントラサイクン系抗がん剤を追加投与すると，累積的に心機能悪化，心不全増悪をきたし予後不良である．総投与量が 400mg/m^2 で 3 ～ 5%，550mg/m^2 で 7 ～ 26%，700mg/m^2 で 18 ～ 48%の症例でうっ血性心不全が出現する．病理所見では，心筋細胞空胞変性，筋原線維の脱落・壊死，間質の線維化などの特徴的な器質的障害が認められる．累積投与量依存性に発現頻度が高くなるが，2000 年以前には，最終投与後～約 1 年における心機能低下・心不全発症頻度は 3 ～ 26%，心不全を発症した場合，70 日以内に 50%以上が死亡することなどが報告された．また，高齢者，心疾患既往例，高血圧例，縦隔に対する放射線療法既往例などで発症頻度が高いことなどにも注意を要する．

一方，タイプ II（心機能障害型）では用量依存性は認められず，可逆的な臨床経過を示すことが多い．トラスツマブ投与における心機能低下および心不全の発症頻度は 2 ～ 27%であるが，心筋生検で前者のような心筋細胞傷害の変化を認めることはほとんどない．また多くの場合，本剤投与中止により心機能障害は可逆的で回復する．しかし，アントラサイクリン系と同時または連続の形で併用し

た場合には，前者の非可逆性心毒性をさらに増強することに注意を要する．

● 2．早期診断のために

ACC/AHA 心不全診療ガイドラインに対応した心毒性の予防対策・治療を 表1 に提示する[3]．Onco-Cardiology/Cardio-Oncology の観点から重要な概念である．また，表2 に筆者が提示している

表1 化学療法関連心臓障害とその対策：ACC/AHA心不全診療ガイドラインに対応した指針

（Abdel-Qadir H, et al. Can J Cardiol. 2016; 32: 871-80[3] より改変）

Stage	A	B-1	B-2	C	D
Definition	At high risk hor HF	Occul LV dysfunction	Overt LV dysfunction	Symptomatic HF, responsive to conventional therapy	Symptomatic HF, unresponsive to conventional therapy
LVEF	No detectable cardiac dyfunction	LVEF > 53%, abnormal strain and/or biomarkers	LVEF < 53%	LVEF < 53%	LVEF < 53% (usually much lower)
Symptoms Key management considerations	No symptoms Aggressive treatment of CV risk factors	No symptoms Aggressive treatment of CV risk factors	No symptoms Add ACE-I/ARBs, β-blockers as per established guidelins	Symptomatic Add aldosterone antagonists, with consideration of diuretics, digoxin, device therapy	Persistent NYHA IV Establish goals of care. If appropriate, consider inotropes, mechanical support, transplant
Area for further research	Prophylactic therapies such as dexrazoxane, ACE-I/ARBs, statins ?	Protective therapies such as dexrazoxane, ACE-I/ARBs, statins ?	Threshold for initiation of protective therapy (LVEF < 53% rather than 40%)	Therapy discontinuation in recovered patients ?	Criteria for consideration for advanced therapies
Role of further cardiotoxic chemotherapy	Continue	Continue	Personalized decision making, with preference for continuation or temporary discontinuation	Personalized decision making, with preference for interruption	Discontinue

Ⅴ　がん治療後の問題

表2 化学療法関連心臓障害とその対策：ACC/AHA心不全診療ガイドラインに対応した指針

（清野精彦．心臓．2014; 46: 322-9[4]），青野真弓，他．呼吸と循環．2016; 64: 849-57[5] より改変）

- 心電図
  QRS 低電位（投与前に比べ低電位化），ST-T 変化，QT 延長，不整脈出現
- 胸部 X 線　心胸郭比，肺うっ血所見
- 心機能
  ・心臓核医学検査（Tc 心プールシンチ）による左室収縮能：LVEF，拡張能：PFR，Time to PFR 評価
  ・心エコーによる左室収縮能：LVEF，拡張能：A/E 比，LAD/AoD 比，
  ・組織ドプラによる僧帽弁輪移動速度 e', E/e'
  ・スペックルトラッキング法による心尖部長軸および円周ストレイン（心筋局所の伸び縮み
- 交感神経機能：MIBG シンチ
- 心筋代謝：BMIPP シンチー脂肪酸代謝，FDG-PET 糖代謝
- 心筋バイオマーカー
  心筋傷害マーカー：トロポニン T, トロポニン I
  心筋ストレスマーカー：BNP，NT-proBNP

モニター指標を列記する[4,5]．

1 心機能（左室縮能・拡張能）

- 左室収縮能：1999 年 ASCO のガイドライン[6]では，LVEF が 50%以上の患者では総投与量が ADM 換算 300 ～ 350mg/m^2 の時点で LVEF を再評価し，さらに放射線療法やサイクロフォスファマイド治療歴のある患者では 400mg/m^2 の時点で評価を加え，かかるリスクがない患者では 450mg/m^2 で 3 度目の評価を行う．その後は投与のたびに評価し，もし LVEF が 10%以上低下，または 50%未満になったら本剤の投与を中止する．一方，LVEF が 30 ～ 50％の患者の場合には毎回投与のたびに心機能を評価し，5 ～ 10%以上低下または 30%未満になるようなら中止とする．当初から LVEF30%以下の患者では投与禁忌と判断することなどが述べられ，これらの遵守により心筋症発症が 1/4 に抑止されている．

• 左室拡張能：われわれは ADM 治療症例を対象に心臓 RI 検査により左室時間容積曲線を分析し，拡張能指標 LV peak filling rate（PFR）の低下や time to PFR の延長が累積投与量 300mg/m^2 から検出され，拡張能障害が LVEF 収縮能低下（550mg/m^2 から出現）に先行して出現し，ADM 累積投与量に相関して悪化することを報告した[4]．心臓超音波検査では，左室拡張能指標として E 波や E/A 比の低下，組織ドプラによる僧帽弁輪移動速度 e' の低下，スペックルトラッキング法による心尖部長軸および円周ストレイン（心筋局所の伸び縮み）低下などは収縮能低下に先行して出現し，モニターに有用である[7, 8]．これらの指標について，化学療法導入前と治療導入後 3 カ月ごとに評価することがのぞまれる．

2 心筋バイオマーカー

心筋傷害マーカーである心筋トロポニン T，トロポニン I や，心筋ストレスマーカーである BNP，NT-proBNP を投与前と直後，さらに 1 〜 3 カ月ごとに測定することにより微小心筋傷害や潜在性心機能障害の早期検出が可能である．特にトロポニンが投与直後のみならず継続して検出，または経時的に上昇する症例は心不全発症高リスクを示唆しており，早期に対策を講ずる必要がある．BNP，NT-proBNP については，左室駆出率が保たれた心不全（HFpEF），あるいはステージ A の観点から考察すると，BNP 100pg/mL，NT-proBNP 300pg/mL 以上は拡張障害，あるいは心不全症状が潜在している可能性が考えられる[9]．

● 3．予防

1 累積投与量の管理，投与方法の検討

アントラサイクリン系薬剤それぞれの投与上限量と ADM 換算量を適宜計算して累積投与量の管理を行う[5]．また ADM の投与方法は，多発性骨髄腫，小児悪性固形腫瘍では 24 時間持続点滴が行われているが，点滴時間を長くすることや，同一用量を分割投与す

V がん治療後の問題

ることで心毒性を軽減できるという報告があり,疾病対象により検討すべきであろう.

2 デクスラゾキサン（dexrazoxane）

デクスラゾキサン（米国；Zinecard®,欧州；Cardioxane®,本邦；サビーン®）が心筋保護に有効である.鉄キレート作用によりフリーラジカル生成を抑制することなどにより ADM の心毒性を軽減する[10].欧米では予防的心筋保護薬として認可されているが（累積投与量 300mg/m² 以上で投与持続の便益が大きい場合）,本邦ではアントラサイクリン系薬剤血管外漏出にのみ保険適応されている.

● 4. 治療

1 エナラプリルおよびカルベジロール

乳がん,白血病,悪性リンパ腫に対して高用量アントラサイクリン系薬剤投与後トロポニン上昇が認められた高リスク群を対象にエナラプリル 2.5 ～ 20mg 漸増投与することにより,プラセボ群では LVEF 低下が 43%の症例で認められたのに対し,投与群では 0%,心不全発症が有意に減少したとする報告[11]が注目される.さらに,アントラサイクリン系薬剤による心毒性（EF ＜ 45%）を合併した患者を対象に,エナラプリルまたはカルベジロールを投与した結果,EF が改善する responder 群と改善しない non-responder 群の 2 群に分かれ,後者は予後不良であり,心毒性を検出した場合には速やかに治療を開始することが重要であると提唱されている[12].われわれも,ラット ADM 心筋症モデルで ACE 阻害薬シラザプリルが心筋障害を抑止し,心機能の維持と生存率の改善を示すことを報告している[4,5].

2 スタチン

スタチンの pleiotropic effects（抗炎症作用,抗酸化ストレス作用,心筋細胞保護作用など）として本症発症の抑止に有効とする報告もあり,既存循環器薬剤の効能拡大についても検討を期待したい.

■ 文献

1） 清野精彦，富田喜文，長野具雄，他．抗悪性腫瘍薬による心筋症．日循専門医誌．1996；4：337-42.

2） Ewer MS, Lippman SM. Type II chemotherapy-related cardiac dysfunction: time to recognize a new entity. J Clin Oncol. 2005; 23: 2900-2.

3） Abdel-Qadir H, Amir E, Thavendiranathan P. Prevention, detection, and management of chemotherapy-related cardiac dysfunction. Can J Cardiol. 2016; 32: 871-80.

4） 清野精彦．がん化学療法による心毒性 ― Anthracycline および Trastuzumab 心毒性について．心臓．2014；46：322-9.

5） 青野真弓，實川東洋，福田恵子，他．がん化学療法における心筋障害の病態と対策―アントラサイクリン心筋症など．呼吸と循環．2016；64：849-57.

6） Hensley ML, Schuchter LM, Lindley C, et al. American Society of Clinical Oncology clinical practice guidelines for the use of chemotherapy and radiotherapy protectants. J Clin Oncol. 1999; 17: 3333-56.

7） Fallah-Rad N, Walker JR, Wassef A, et al. The utility of cardiac biomarkers, tissue velocity and strain imaging, and cardiac magnetic resonance imaging in predicting early left ventricular dysfunction in patients with human epidermal growth factor receptor II positive breast cancer treated with adjuvant trastuzumab therapy. J Am Coll Cardiol. 2011; 57: 2263-70.

8） Tassan-Mangina S, Codorean D, Metivier M, et al. Tissue Doppler imaging and conventional echocardiography after anthracycline treatment in adults: early and late alterations of left ventricular function during a prospective study. Eur J Echocardiogr. 2006; 7: 141-6.

9） Seino Y, Otsuka T. Expanding the role of cardiac biomarkers-natriuretic peptides and troponins. Hypertens Res. 2015; 38: 11-2.

10） Lipshultz SE, Rifai N, Dalton VM, et al. The effect of dexrazoxane on myocardial injury in doxorubicin-treated children with acute lymphoblastic leukemia. N Engl J Med. 2004; 351: 145-53.

11） Cardinale D, Colombo A, Sandri MT, et al. Prevention of high-dose chemotherapy-induced cardiotoxicity in high-risk patients by angiotensin-converting enzyme inhibition. Circulation. 2006; 114: 2474-81.

12） Cardinale D, Colombo A, Lamantia G, et al. Anthracycline-induced cardiomyopathy: clinical relevance and response to pharmacologic therapy. J Am Coll Cardiol. 2010; 55: 213-20.

〈清野精彦〉

V. がん治療後の問題

化学療法後の女性の妊孕性について教えてもらえますか？

Answer

- がん治療は性腺機能不全や生殖可能年齢内での妊孕性喪失を引き起こす可能性がある.
- 患者の挙児希望を確認し，現在の患者の原疾患の状態を踏まえた上で必要があれば不妊治療の介入が可能かどうかを検討する.
- 生殖医療を専門とする医師を紹介し，卵巣予備能を確認する.
- がん治療医は患者に原疾患の治療が何よりも最優先となることを伝える必要がある.

解説

1. がん治療が妊孕性に及ぼす影響

ヒトの原始卵胞は胎齢20週で約700万個とピークに達し，アポトーシスや卵胞閉鎖により出生時には約100万，月経開始時には約30万個までに減少する．初潮以降から月に1回の排卵を繰り返し，閉経が起こる平均年齢50歳になる頃には約1,000個以下にまで減少すると考えられている．また卵子は第Ⅰ減数分裂前期で休止したまま卵巣内に貯蔵されており，出生後に新たに卵子が作られることはない．つまり胎児期～出生時には既に卵巣に一生分の卵子が貯蔵されていて，原始卵胞の数が卵巣機能や将来の妊孕性を左右することになる（卵巣の予備能）.

がん治療が妊孕性にもたらす影響は治療を受けた時の患者の年齢や化学療法の種類，期間，使用量，放射線照射範囲，照射量などに

より異なる．多くの抗がん剤は発育過程で細胞分裂が活発な顆粒膜細胞に障害を与える．その結果，顆粒膜細胞から分泌される性ホルモンが減少し，治療後一時的に無月経となる．しかしなかにはシクロホスファミドなどのアルキル化剤やシスプラチンなどの白金製剤のように卵子自体を死滅させ，不可逆的に卵巣機能低下，または消失を引き起こす薬剤も存在する[1]．米国臨床腫瘍学会（ASCO）のガイドラインではシクロホスファミド総量が20歳以下では7.5g/m^2以上，40歳以上では5g/m^2以上は性腺毒性高リスク群，また30 ～ 40歳においては5g/m^2以上で中間リスク群に分類されている[2]．化学療法開始から1年以内に生じる3カ月以上の無月経は化学療法誘発性無月経と称される．

　一方，放射線治療においては，放射線照射範囲にある卵巣内の卵子を放射線が直接死滅させることになる．全腹部または骨盤照射では思春期以前で15Gy以上，思春期以降で10Gy以上，成人女性で6Gy以上が性腺毒性高リスク群に分類されている[2]．さらに性ホルモンの分泌は視床下部 − 下垂体系によりコントロールされるため，頭蓋照射によっても無月経を惹起するリスクがある．

● 2. がん治療後の妊娠

　がんの再発は治療後2 ～ 3年以内に生じることが少なくないことから，がん治療後はがん治療後の慎重な経過観察を優先として一定期間の避妊期間を要するが，がん種ごとにその期間に関する明らかなエビデンスはない．なお，がん治療後に妊娠をトライする際には，治療薬剤の代謝や治療の影響を受けていない新たな卵胞が成熟するのに必要な期間を考慮し最低6カ月以上空けることが推奨されている[3]．

　また，がん治療後の挙児希望患者では，自身ががん治療によって不妊症であると思い込んでしまうこともあるが，なかには治療介入せずに自然妊娠に至るケースもある．しかし治療後の無月経が一時的なものか，永続的なものなのかを予測することは困難であり，た

とえ月経が回復しても必ずしもそれが妊娠できることを意味するわけではない．そのため経腟超音波による前胞状卵胞数の確認や血中抗ミュラー管ホルモン（AMH）測定などを用いて卵巣予備能を評価することが，今後の不妊治療の必要性の有無において重要な指標となる[2]．

患者にとって特に心配となるのは，妊娠自体のがん再発への影響や，がん治療による胎児への影響などがあげられる．これまでに，妊娠自体ががんの再発リスクに影響するという報告はない．また患者が小児期に受けたがん治療は胎児の先天性異常のリスクを上昇させないと報告されている[4]．しかし，腹部・骨盤放射線照射は照射範囲内にある子宮の血流障害を起こし，子宮の容積を減少させ，さらに子宮内膜にも障害を与える．そのために流早産や死産のリスクが上昇すると報告されており，患者が放射線照射前に妊孕性温存治療などを行っていても妊娠に影響する可能性があることを患者に説明する必要がある[5,6]．

● 3．がん治療時の妊孕性温存の診療

女性の妊孕性温存療法には「胚（受精卵）凍結」，「未受精卵子凍結」，「卵巣組織凍結」などの方法があげられる．これらは患者の年齢，がん治療の性腺毒性のリスク，治療開始までの期間，配偶者の有無などの社会的背景を考慮し治療方針を決定していく．例えば，既婚であれば胚凍結が推奨され，未婚であれば卵子凍結が選択される．しかし，現時点で研究段階だが，月経未発来の小児がん患者やがん治療開始まで卵胞発育の時間が確保できない場合は，唯一の妊孕性温存療法となる卵巣組織凍結を考慮する必要がある．しかしながら，卵巣にがん細胞が存在する疾患においては，卵巣組織片移植時に再度がん細胞を体内に移入してしまう可能性が考えられることから，その適応は十分に検討すべきである．本邦における妊孕性温存療法などの選択肢およびそれぞれの特徴・注意点を 表1 にまとめた．

● 4. 妊孕性温存の課題

　がん治療の進歩や診断方法の改良に伴い，がん治療後に長期間の生存が見込める CAYA（childhood, adolescent and young adult： 0 ～ 39 歳）世代のがん患者，いわゆる若年がん患者は年々増加している．それに従い，妊孕性温存療法はがん治療開始前に考慮すべき事項となってきている．

　近年，欧米諸国の学術団体において，がん診断後治療を開始する前にできるだけ早く患者に妊孕性に関する情報提供を行うことが推奨されている[2,7]．また National Comprehensive Cancer Network（NCCN）のガイドラインにおいても「全てのがん患者に対してがん治療前に妊孕性温存療法の情報が提供されるべき」と強く明言されているが，妊孕性が失われる可能性があることを知らずに治療を受け，妊孕性を喪失してしまう患者が現在でも多く存在する[8,9]．Niemasik らはがんサバイバーの約 50％が，がん治療が妊孕性に与える影響についての説明を受けていなかったと報告している[10]．これらの原因には妊孕性温存や治療後不妊症となるリスクに関する説明不足，妊孕性温存についての間違った情報開示などが含まれ，このような医師と患者間でのコミュニケーションバリアが後に患者の大きな後悔へとつながる恐れがある[10]．患者にとってがん治療前に妊孕性温存に関する情報を獲得することは患者の選択の幅を広げ，治療中，治療後への大きな希望となり得る．

　しかしがん種によっては，患者は「がん」と診断されてから，治療を開始するまでの期間がきわめて短いこともある．そのような短い時間で患者は原疾患の治療に関して，さらに原疾患寛解後の妊娠・出産やそれに伴う自身の生活に関してなど，未来の自分を想像し，それと向き合って「妊孕性温存療法」を希望するか否かを決定しなければならない．また，妊孕性温存療法が施行されても一生分の妊孕性温存としては決して満足な治療とはならないことも少なくない．また，説明の仕方によっては過度の期待をさせてしまう，またはいたずらに将来の不安を大きくしてしまう可能性もあると考え

Ⅴ がん治療後の問題

表 1 本邦における妊孕性温存療法などの選択肢およびそれぞれの特徴・注意点

方法	胚（受精卵）凍結	卵子（未受精卵子）凍結	卵巣組織凍結（研究段階）	卵巣遮蔽
治療内容	がん治療前に採卵にて卵子を獲得する．さらに，パートナーの精子を用いて受精させてから凍結保存をする．胚移植はがん治療終了後に行う．近年，月経周期にかかわらず採卵の準備に取りかかることができるランダムスタート調節性卵巣刺激が導入されつつある．	がん治療前に採卵にて卵子を獲得し，未受精のままの卵子を凍結保存をする．がん治療終了後，受精をさせた上で胚移植を行う．近年，月経周期にかかわらず採卵の準備に取りかかることができるランダムスタート調節性卵巣刺激が導入されつつある．	がん治療前に外科的に卵巣組織を摘出し凍結保存，がん治療終了後に卵巣組織片を自己移植する．その後必要に応じて体外受精などの不妊治療を行う．	放射線照射中に，卵巣に対して遮蔽行う．
特徴・注意点	排卵誘発のために約2～3週間の期間を要する．最も確立された方法．パートナーの精子が必要となる．採卵時に腫瘍の播種を引き起こす可能性がある．また，血液検査の状態が悪い場合には，感染や出血などの合併症を引き起こす可能性がある．	排卵誘発のために約2～3週間の期間を要する．未婚女性にも適応となる．採卵時に腫瘍の播種を引き起こす可能性がある．また，血液検査の状態が悪い場合には，感染や出血などの合併症を引き起こす可能性がある．胚に比べて卵子1個当たりの妊娠率は低くなる．	月経周期に関係なく行うことができる．多量の卵細胞を保存できる可能性がある．思春期以前の患者にも適応となり，がん治療開始まで時間的猶予がない場合もその適応となる．卵巣摘出・移植時の手術侵襲がある．卵巣移植時に同時にがん細胞を移植（がん細胞の再移入）してしまう可能性あり，疾患によっては（造血器腫瘍や，卵巣がん）安全性が確立されていない．	抗がん剤治療に対しては適応とならない．卵巣内にがん細胞が存在している可能性のある疾患も原則として適応とはならない．

卵巣位置移動術	広汎性子宮頸部摘出術	卵巣保護（エビデンスなし）	里親・特別養子縁組（今後の課題）
放射線治療開始前に照射範囲外に卵巣を外科的に移動する．	子宮頸部を外科的に摘出し，子宮体部を温存する．	卵巣保護のため化学療法を行う前にGnRHアナログを用いる．	関係支援団体や各地域の児童相談所に相談する．
手術侵襲がある．放射線（散乱線）による影響や，手術の影響（癒着や血管走行の不良）などによって，100%卵巣機能が保たれるとは限らない．卵巣腫瘍（良性も悪性も）が将来発生する可能性もあり得るため，定期的な経過観察が必要．	手術侵襲がある．適応は初期の子宮頸がんに限られる．早産となる可能性が低くない．	放射線による影響に対する保護作用はない．悪性リンパ腫を対象とした長期観察期間を有するランダム化比較試験の結果，卵巣保護の有用性を示す結果が得られなかった．	本邦における，がん経験者に対する里親・特別養子縁組支援体制が整っていない現状がある．日本がん・生殖医療学会では，2017年に里親・養子縁組支援委員会を設立し，全国の関係支援団体ならびに各地域の児童相談所に対する実態調査を施行している（2017.9現在）．

られる．そのため，がん治療医はまずはがん治療を優先すべきであり，妊孕性温存に関する情報提供はがん治療の次に位置するものであると心得る必要がある[8]．よって，患者に対しては前もって「生殖医療の限界」と「原疾患の治療が優先となること」を説明した上で，がん治療医や生殖医療を専門とする医師のみでなく，看護師や臨床心理士などの医療従事者とも密に連携を取り，これからのがん治療に希望をもって臨めるようにサポートをしていくことが重要であると考えられる．

■ 文献

1) Ben-Aharon I, Shalgi R. What lies behind chemotherapy-induced ovarian toxicity？ Reproduction. 2012; 144: 153-63.

2) Loren AW, Mangu PB, Beck LN, et al. Fertility preservation for patients with cancer: American Society of Clinical Oncology clinical practice guideline update. J Clin Oncol. 2013; 31: 2500-10.

3) Cardoso F, Loibl S, Pagani O, et al. The European Society of Breast Cancer Specialists recommendations for the management of young women with breast cancer. Eur J Cancer. 2012; 48: 3355-77.

4) Hideyuki I, Yuriko I, Teresa KW. Pregnancy and Cancer. Glob J Reprod Med. 2017; 1: 555566.

5) Hawkins MM, Smith RA. Pregnancy outcomes in childhood cancer survivors: probable effects of abdominal irradiation. International journal of cancer. 1989; 43: 399-402.

6) Signorello LB, Mulvihill JJ, Green DM, et al. Stillbirth and neonatal death in relation to radiation exposure before conception: a retrospective cohort study. Lancet. 2010; 376: 624-30.

7) von Wolff M, Montag M, Dittrich R, et al. Fertility preservation in women—a practical guide to preservation techniques and therapeutic strategies in breast cancer, Hodgkin's lymphoma and borderline ovarian tumours by the fertility preservation network FertiPROTEKT. Arch Gynecol Obstet. 2011; 284: 427-35.

8) 日本がん治療学会．総論 CQ1 挙児希望を有するがん患者に対して，どのような妊孕性に関連する情報を提供するべきか？　In: 日本癌治療学会，編．小児，思春期・若年がん患者の妊孕性温存に関する診療ガイドライン 2017 年版．東京: 金原出版; 2017．p.22-4.

9) Coccia PF, Pappo AS, Altman J, et al. Adolescent and young adult oncology, version 2.2014. J Nat Comp Canc Netw. 2014; 12: 21-32; quiz 32.

10) Niemasik EE, Letourneau J, Dohan D, et al. Patient perceptions of reproductive health counseling at the time of cancer diagnosis: a qualitative study of female California cancer survivors. J Cancer Surviv. 2012; 6: 324-32.

〈岩端秀之　岩端由里子　鈴木 直〉

V．がん治療後の問題

Question 6 抗がん剤治療後の末梢神経障害について，対処法も含めて教えてください

Answer

- 末梢神経障害は，患者のQuality of Life（QOL）を低下させ，用量制限毒性となることもある．
- 疫学：末梢神経障害を引き起こすとされる抗がん剤は多数存在する．
- 分類・発症機序・臨床症状：一般に病理組織学的障害による分類にて，3つに分けられる．また，各薬剤が作用する部位が徐々に明らかとなっている．
- 評価：抗がん剤の投与量の減量や休薬，治療の中止を判断する基準として各種評価方法を用いて定期的に評価を行うことが必要である．
- 治療法：確立された支持療法はまだない．適切な評価，減量・休薬が重篤化を防ぐために重要である．

解説

● 1．末梢神経障害は，患者のQuality of Life（QOL）を低下させ，用量制限毒性となることもある

抗がん剤による末梢神経障害は，その出現や増悪によって患者のQOLが著しく低下し，日常生活に支障をきたす．さらに，抗がん剤の投与量の減量や治療の中止を余儀なくされる場合が多く，用量制限毒性（dose-limiting toxicity）となることもある．発現により，がん化学療法の完遂が困難となり原疾患の治療に大きな影響を与える可能性がある．しかしながら，支持療法が奏効する他の有害反応

と異なり，確立した予防法・有効な治療法がないのが現状である．したがって，がん薬物療法を継続していくうえで，末梢神経障害の予防と治療の確立はきわめて重要である．

● 2. 疫学: 末梢神経障害を引き起こすとされる抗がん剤は多数存在する

　　副作用発現の頻度は，ごくまれに出現するものから高頻度に起こるものまで薬剤により異なる．末梢神経障害が理由で外来受診する全患者のうち，2 ～ 4％が抗がん剤を含めた薬剤性末梢神経障害といわれている．下記には医薬品医療機器総合機構の医療用医薬品の

表1 添付文書に「末梢神経障害」の記載がある薬剤とその頻度

頻度	薬剤名（添付文書記載の頻度）　　*複数記載がある場合は最高値を記載
50％以上	オキサリプラチン（54.4％），ブレンツキシマブ　ベドチン◆（53％）
40％以上	パクリタキセル◆（43.8％）
30％以上	―
20％以上	エリブリンメシル酸塩◆（28.0％），ビンクリスチン（25.5％），イキサゾミブクエン酸エステル（22％）
10％以上	ボルテゾミブ◆（19.7％），トラスツズマブ　エムタンシン◆（16.9％），カバジタキセル　アセトン付加物（13.3％）
10％未満	ポマリドミド（7.3％），カルボプラチン（1 ～ 10％未満），シスプラチン（1 ～ 10％未満），セツキシマブ（0.5 ～ 10％未満），レナリドミド◆（7.3％）
5％未満	イリノテカン塩酸塩水和物（5％未満），クラドリビン（5％未満），パクリタキセル（アルブミン縣濁型）◆（0.1 ～ 5％未満），ビンデシン（0.1 ～ 5％未満）
1％未満	イピリムマブ（1％未満），イマチニブメシル酸塩（1％未満），ネダプラチン（0.5 ～ 1％未満）
頻度不明	サリドマイド◆，シタラビン，ドセタキセル水和物，フルオロウラシル，フルダラビンリン酸エステル，ベムラフェニブ

◆: 休薬・減量・中止基準の記載がある薬剤

V がん治療後の問題

添付文書内に末梢神経障害およびニューロパチーの記載のある薬剤を検索し発現頻度とともに 表1, 2 にまとめた（2017年現在）.

表2 添付文書に「ニューロパチー」の記載がある薬剤とその頻度

頻度	薬剤名（添付文書記載の頻度） ＊複数記載がある場合は最高値を記載
50%以上	カペシタビン（93.9%）
40%以上	ブレンツキシマブ ベドチン◆（42%）
30%以上	モガムリズマブ（20〜40%未満），ペルシズマブ（31.0%）
20%以上	塩酸ドキソルビシン（リポソーム製剤）（5〜30%未満），エリブリンメシル酸塩◆（28.0%），ビンクリスチン硫酸塩（25.5%），ネララビン◆（21%）
10%以上	ボルテゾミブ◆（19.7%），レナリドミド水和物（19.7%），イキサゾミブクエン酸エステル（16%），ベバシズマブ（15.9%），カルフィゾミブ（15.4%），クリゾチニブ（11.7%）
10%未満	ポマリドミド◆（7.3%），テモゾロミド◆（10%未満），ストレプトゾシン（4〜10%未満），アキシチニブ（1〜10%未満），塩酸プロカルバジン（1〜10%未満），バンデタニブ（1〜10%未満），レゴラフェニブ（1〜10%未満），パニツムマブ（併用投与時; 0.5〜10%未満），ベンダムスチン塩酸塩（10%未満）
5%未満	アレクチニブ塩酸塩（5%未満），三酸化二ヒ素（5%未満），ノギテカン（5%未満），パゾパニブ（5%未満），フォロデシン塩酸塩（5%未満），プララトレキサート（5%未満），ボスチニブ（5%未満），クロファラビン（1〜5%未満），ルキソリチニブリン酸塩（1〜5%未満），ポナチニブ（2.0%），スニチニブリンゴ酸塩（2%未満），トラスツズマブ（2%未満），ニボルマブ（1.4%），塩酸ニロチニブ水和物（1%以上）,
1%未満	アファチニブマレイン酸塩（1%未満），エルロチニブ塩酸塩（1%未満），エンザルタミド（1%未満），オシメルチニブメシル酸塩（1%未満），ラパチニブトシル酸塩（1%未満），ペムブロリズマブ（0.7%）
頻度不明	アレムツズマブ，イピリムマブ，カルムスチン，ダサチニブ水和物

◆: 休薬・減量・中止基準の記載がある薬剤

● 3. 分類・発生機序

1 病理組織学的障害による分類

- 軸索障害，神経細胞体障害，髄鞘障害の3つに分けられる．各分類の特徴や原因薬剤については以下にまとめた 表3 ．

また，感覚神経系のなかで各薬剤が作用する部位が徐々に明らかとなっている 図1 ．

中枢神経系は血液神経関門に覆われているため，化学療法薬剤は到達しにくい．

末梢神経の機序が明らかになりつつあるが，残念ながら治療には結びついていないのが現状である．

表3 薬剤性末梢神経障害の分類と特徴

（荒川和彦，他．日緩和医療薬誌．2011; 4: 1-13[6] より改変）

神経障害の分類	病変の主座	特徴	臨床症状	原因となる薬剤
軸索障害	軸索	薬剤神経障害で最も多くみられるタイプ．遠位逆行性軸索変性の様式が多い．神経細胞体は保持され，二次的に髄鞘が障害．臨床症状が出現する前に末梢神経伝導検査において異常を検知することが可能．早期に薬剤を中止すれば改善．	Glove and stocking 型の感覚障害が発生する．遠位優位の筋萎縮が起きる場合もある．	パクリタキセルビンクリスチンコルヒチンHMG-CoA 還元酵素剤サリドマイドボルテゾミブ
神経細胞体障害	神経細胞体（DRG）	DRG における神経細胞の細胞死によって発生し，二次的に軸索と髄鞘が障害を受ける．神経細胞体の消失によって，軸索と髄鞘の再生はみられない．薬剤中止後も回復は困難．	感覚障害を呈する．四肢末梢ともに顔面や体幹の神経も障害を受ける．	シスプラチンオキサリプラチン
髄鞘障害	髄鞘（Schwann 細胞）	髄鞘が一時的に脱落しても軸索が比較的保存されているために節性脱髄を示す．早期に薬剤を中止すれば改善．	運動神経障害が出現しやすく，感覚障害は脆弱．	アミオダロンインターフェロン-αタクロリムス

JCOPY 498-02266

V　がん治療後の問題

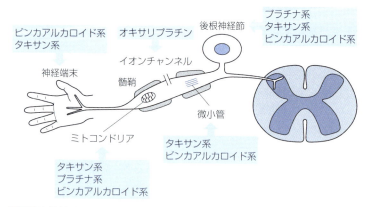

図1　各薬剤が作用する感覚神経系の部位

（宮田佳典．症状別対策マニュアル 末梢神経障害．臨外．2015；70：580-4より改変）

2 臨床症状による分類

以下の3つに分類される．

- 感覚神経障害：薬剤性末梢神経障害では，手や足のしびれ感や痛みなどの感覚症状にて発症することが多く，感覚障害が主体となる．四肢の遠位部優位に障害され，自発的なしびれ感や疼痛，錯感覚（外界から与えられた刺激とは異なって感ずる他覚的感覚），手袋・靴下型の感覚障害（触覚，温痛覚・振動覚などの感覚鈍麻や異常感覚）がみられる．
- 運動神経障害：感覚障害に加えて，四肢遠位部優先の筋萎縮と筋力の低下，弛緩性麻痺を呈する．四肢の腱反射の低下や消失がみられ，それは遠位にいくほど顕著となる．
- 自律神経障害：感覚，運動障害ほど目立たないが，血圧や腸管運動，不随意筋に障害が発生し排尿障害や発汗異常，起立性低血圧，便秘，麻痺性イレウスなどがみられることがある．

Memo

患者側のリスク因子

　基礎疾患に糖尿病や遺伝性ニューロパチー，慢性アルコール中毒などの末梢神経障害を有する場合には，薬剤性末梢神経障害のリスクが高まるといわれています．腎・肝機能障害を合併している場合にも，重大な神経障害が起こりやすいです．よって，薬剤の特性のみならず，神経障害に影響を与えうる患者要因についても把握しておくことが神経障害を評価するうえで重要といえます．各薬剤投与における危険因子について 表4 にまとめました．

表4 各薬剤の危険因子

（Argyriou AA, et al. Cancer Manag Res. 2014; 6: 135-47[3] より改変）

薬剤		危険因子
シスプラチン		タキサン系薬剤の投与歴または同時投与，1回投与量/総投与量，末梢神経障害の既往
カルボプラチン		65歳以上，シスプラチンの投与歴
オキサリプラチン	急性	寒冷刺激，投与時間（2時間投与対4～6時間投与）
	慢性	1回投与量/総投与量，急性型神経毒性の重症度，投与時間，末梢神経障害の既往，治療期間
パクリタキセル		1回投与量/総投与量，白金製剤の投与歴または同時投与，末梢神経障害の既往，投与時間（1～3時間対24時間）
ドセタキセル		1回投与量/総投与量，白金製剤の投与歴または同時投与，末梢神経障害の既往
ビンクリスチン		1回投与量/総投与量，治療期間
ボルテゾミブ		1回投与量/総投与量，末梢神経障害の既往
サリドマイド		ボルテゾミブと同様
レナリドミド		ボルテゾミブと同様

V がん治療後の問題

● 4. 評価・アセスメントの方法

定期的に評価を行うことが必要である．抗がん剤の投与量の減量や休薬，治療の中止を判断する基準としてNational Cancer Institute-Common Terminology Criteria for Adverse Event（NCI-CTCAE）が用いられることが多い 表5 ．日常生活において具体的な症状 表6 を示しながら該当するものがないか問診することも重要である．

表5 末梢神経障害の重症度評価

（日本臨床主要研究グループ［JCOG］：有害事象共通用語基準v4.0日本語訳JCOG版）

	Grade 1	Grade 2	Grade 3	Grade 4	Grade 5	注釈
異常感覚	軽度の感覚変化	中等度の感覚変化；身の回り以外の日常生活動作の制限	高度の感覚変化；身の回りの日常生活動作が制限される	—	—	感覚性認知障害による異常または不快な感覚
錯感覚	軽度の症状がある	中等度の症状がある；身の回り以外の日常生活動作の制限	高度の症状がある；身の回りの日常生活動作の制限	—	—	実際には刺激がないのに，刺痛，麻痺，圧迫感，冷感，温感などを感じる知覚ニューロンの機能障害
末梢性運動ニューロパチー	症状がない；臨床所見または検査所見のみ；治療を要さない	中等度の症状がある；身の回り以外の日常生活動作の制限	高度の症状がある；身の回りの日常生活動作の制限；補助具を要する	生命を脅かす；緊急処置を要する	死亡	末梢運動神経の炎症または変性
末梢性感覚ニューロパチー	症状がない；深部反射の低下または知覚異常	中等度の症状がある；身の回り以外の日常生活動作の制限	高度の症状がある；身の回りの日常生活動作の制限	生命を脅かす；緊急処置を要する	死亡	末梢知覚神経の炎症または変性

表6 日常生活の問診事項

運動性の神経症状について	感覚性の神経症状について
• ボタンなどがつまみにくい • 手足に力が入りにくい • 靴が履きにくい • つまずきやすくなった • 文字がうまく書けない • 手足が動かしにくい • 瞼が重い • ふらつく	• ものが二重に見える • 水分が冷たく感じる • 食べ物の味がおかしい • 匂いが気になるようになった • 指先，足先がしびれる • 耳が聞こえにくい

Memo

　末梢神経障害の評価は，診察時の問診だけでは，患者は末梢神経障害の症状を適切に表現することができない場合が多い．医師は過小評価しやすい傾向があることが知られているので，グレード判定をする際には十分注意する必要があります．また，グレードが低くても患者は不快な体験を経験していることが多く，発症早期から適切なケアが必要であることを忘れてはなりません．そのため，アンケート形式の調査票（Functional Assessment of Cancer Therapy/Gynecologic Oncology Group-Neurotoxicity [FACT/GOG-NtxQuestionnaire] など）を用いた患者主観的アウトカムの重要性が指摘されています．アンケート・ツールを用いることにより，医師が評価するよりも末梢神経障害を好感度に拾い上げることができます．また，神経障害による機能を評価できる利点があります．しかし，投与薬剤の減量や中止を決定するという明確な指標がないことに注意すべきです．

がん治療後の問題

● 5. 対処法

　残念ながら現在のところ明らかに有効な支持療法はない．よって，重篤化を防ぐための評価，および，適切な減量・休薬が唯一の予防方法であることを意識して治療に当たらなければならない．薬剤性が疑わしい場合は grade 1 〜 2 であれば症状緩和の薬剤を使用しながら継続を，grade 3 〜 4 であれば投薬の減量・中止を検討する．投与スケジュールの工夫としては，近年，"Stop-and-Go" のストラテジーが注目されている．

Memo

「"Stop-and-Go" のストラテジー」とは

　オキサリプラチンの投与に関して，例えば FOLFOX を 6 サイクル施行後にオキサリプラチンを 1 度休薬して（= stop），sLV5FU2 で 12 サイクル維持療法を行い，再びオキサリプラチンを FOLFOX で開始する（= go）方法により，オキサリプラチンを休薬しなかった場合と比較して治療成績は同等で，末梢神経障害の発現率が低下することが報告されています．ただし，タキサン系やビンアルカロイド系薬剤における有効性は証明されていません．

　末梢神経障害に対する薬物療法はいくつかの薬物で前向き試験が行われているが，ほとんどの試験は対象群に対する優位性を示すことができず，今後の新規支持療法薬物の開発が期待されている．現在，一般的に行われている神経障害性疼痛に対する抗痙攣薬や抗うつ薬の使用に関しても，効果は不確実で，眠気などの副作用もあり，使用しやすい支持療法とはいいがたい．日本では，漢方製剤の報告も多いが，有効成分の特定，その効果と力価，薬物相互作用の評価など課題が多い．経験的に末梢神経障害に広く用いられている

表7 末梢神経障害軽減目的で使用される薬剤

種類	一般名	投与経路	具体的使用法	適応	副作用
三環系抗うつ薬 (TCA)	アミトリプチリン	経口	初期量 10mg/ 日 最大 150mg 1 回 / 日 就寝前 3 ～ 7 日ごとに 10 ～ 25mg 増量	うつ病，末梢神経障害性疼痛	抗コリン作用，QT 延長，自殺リスク 禁忌：緑内障，尿閉（前立腺疾患など），心疾患 二級アミンの方が副作用は少ない トラマドールとの併用注意
	ノルトリプチリン	経口		うつ病	
Ca^{2+} チャネル $\alpha_2\delta$ リガンド	ガバペンチン	経口	初期量 100 ～ 300mg/ 日 最大 3600mg 1 ～ 3 回 / 日 1 ～ 7 日 ご と に 100 ～ 300mg 増量	難治性てんかん	眠気，めまい，末梢性浮腫，体重増加 腎機能障害では使用量を少量とする
	プレガバリン	経口	初期量 25 ～ 150mg/ 日 最大 600mg 1 ～ 3 回 / 日 3 ～ 7 日ごとに 25 ～ 150mg 増量	神経障害性疼痛，線維筋痛症に伴う痛み	
セロトニン・ノルアドレナリン再取り込み阻害薬 (SNRI)	デュロキセチン	経口	初期量 20mg/ 日 最大 60mg 1 回 / 日 朝食後	うつ病，糖尿病性神経障害，線維筋痛症，慢性腰痛	悪心トラマドールとの併用注意
オピオイド＋アセトアミノフェン	トラマドール / アセトアミノフェン配合剤	経口	初期量 1 ～ 4 錠 / 日 最大 8 錠 1 ～ 4 回 / 日	慢性疼痛，抜歯後疼痛	悪心・嘔吐，便秘，傾眠状態 SSRI，SNRI，TCA，アセトアミノフェンと併用注意
オピオイド	モルヒネ	経口，注射，経直腸	初期量 10mg/ 日 最大 120mg/ 日	激しい疼痛時における鎮痛	悪心・嘔吐，便秘，傾眠状態，呼吸抑制
	オキシコドン	経口，注射	初期量 10 ～ 20mg/ 日 最大 80mg	がん性疼痛	
	フェンタニル	経皮（注射）	切り替え前の使用オピオイド用量から換算して初期量を設定 最大量はモルヒネ塩酸塩換算として 120mg/ 日	非オピオイド鎮痛薬で治療困難な慢性疼痛，がん性疼痛 他のオピオイドからの切り替えでのみ使用可能	
ビタミン剤	メコバラミン	経口	最大 1500 μg 3 回	末梢性神経障害	
漢方薬	牛車腎気丸	経口	最大 7.5g 3 回 / 日 ＊附子末を追加して効果増強させる検討もされている	下肢痛，しびれなど	

ビタミン剤に関しても，シスプラチンの効果を減弱する可能性が指摘されている**表7**．対処薬の有効性だけでなく，抗がん剤の抗腫瘍効果への影響も検討することが必要である．

Ⅴ　がん治療後の問題

表8 セルフケアの具体例

寒冷刺激を避ける
- 冷たいものに触れない
（冷蔵庫から物を取り出すときや金属製品を使うときは手袋をつけ，直接触れないようにする）
- 冷たいものを食べない，飲まない
- 洗面や手洗いは温水を使用する
- 炊事や洗濯時は厚めの手袋を使用する
- 皮膚が濡れた場合は，すぐに水分を拭き取る
- エアコンなどの冷気には直接あたらない
- 寒い場所や部屋は避け，「ひんやり」と感じる場所に直接座らない

血流循環をよくする
- 入浴時などに患部のマッサージを行う
（ただし，抗がん剤により皮膚が弱くなっている場合があるので，強いマッサージは避ける）
- 手のひらや足の指の開閉や，幹部の手足の屈曲運動などを行う
- 可能であれば，軽い運動や散歩を行う
- 厚手の手袋や靴下で，手足を温める
（ただし，きつめのものは逆に血流循環を妨げるため避ける）
- 時計やブレスレットなどのアクセサリーで指や手首を締めつけない

火傷に気をつける
- 調理をしていた鍋やフライパンをつかむ時には，鍋つかみを使用する
- 直接手を入れて，お風呂の温度を確認しない
- ストーブや湯たんぽなどは，長時間使用しない

転倒，けがに気をつける
- 階段や段差に気をつける
- 小さなマットや滑りやすい敷物に注意をする
- 脱げやすいスリッパやサンダル，転びやすいヒールの高い靴は避ける
- つまずきやすいものを床に置かない
- 歩くときはかかとから着くようにし，太ももを上げることを意識する
- 床や畳に座る生活より，可能ならいすに腰かける生活にする

日常生活で他に気をつけること
- 包丁などで手を切らないように気をつける
- 箸が使いにくい場合は，柄が大きいスプーンやフォークで代用する
- 服はボタンがないものやボタンが大きめで位置が確認しやすいものを選ぶ
- 爪切りより爪やすりを使用する
- 重いものは持たない

　最近では投与中にフローズングローブを着用するなどの工夫も試みられている．

　また，患者自身が日頃からセルフケアを心がけることでも，副作用の予防や症状の軽減が期待できる．日常生活を見直してもらい，さまざまな対処法 表8 を具体的に指導することが重要である．

■文献

1) Pachman DR, Barton DL, Watson JC, et al. Chemotherapy-induced peripheral neuropathy: prevention and treatment. Clin Phrmacol Ther. 2011; 90: 377-87.

2) 厚生労働省. 重篤副作用疾患別対応マニュアル. 2009.

3) Argyrion AA, Kyritsis AP, Makatsoris T, et al. Chemotherapy-induced peripheral neuropathy in adults: a comprehensive update of the literature. Cancer Manag Res. 2014; 6: 135-47.

4) Tournigand C, Cervantes A, Figer A, et al. OPTIMOX1: a randomized study of FOLFOX4 or FOLFOX7 with oxaliplatin in a stop-and-Go fashion in advanced colorectal cancer-a GERCOR study. J Clin Oncol. 2006; 24: 394-400.

5) 篠崎英司. 抗がん剤誘発末梢神経障害とその対処. Pain Clinic. 2010；31；859-67.

6) 荒川和彦, 鳥越一宏, 葛巻直子, 他. 抗がん剤による末梢神経障害の特徴とその作用機序. 日緩和医療薬誌. 2011；4：1-13.

7) 日本ペインクリニック学会神経障害性疼痛薬物療法ガイドライン作成ワーキンググループ, 編. 神経障害性疼痛薬物療法ガイドライン. 改訂第2版. 東京: 真興交易医書出版部; 2011.

〈加藤文美〉

V. がん治療後の問題

がん患者にみられる悪性大静脈症候群とはどんな病態ですか？

Answer

- 悪性大静脈症候群は腫瘍による大静脈の圧排により静脈血がうっ滞して生じる病態である．
- 診断は，造影CTにより腫瘍の圧排による大静脈の狭窄を確認することによるが，CT画像と症状の関係が明確でない場合もある．
- 主な症状は，上大静脈の場合には顔面や上肢の浮腫，下大静脈の場合には下半身，下肢の浮腫である．症状は，側副血行路の発達により自然に軽快することもあるが，一般に進行性である．
- 上大静脈の場合，脳浮腫や声門浮腫などの危険な状態に至る場合があり，oncologic emergency のひとつとされている．
- 化学療法や放射線治療に高感受性の腫瘍の場合を除き，病態を改善できる実行性の高い治療法はステント留置のみである．

解説

● 1. 悪性大静脈症候群は大静脈の圧排により静脈血がうっ滞して生じる病態である

　悪性大静脈症候群は心臓に血液を還流する上大静脈や下大静脈が腫瘍により圧排され，その上流側に静脈血がうっ滞することにより生じる病態である．原因となる疾患は，上大静脈では肺がんや縦隔腫瘍，下大静脈では肝腫瘍，傍大動脈リンパ節腫大，後腹膜腫瘍などが多い．

● 2. 診断は，造影 CT により腫瘍の圧排よる大静脈の狭窄を確認する

大静脈内腔の途絶や側副血行路の発達が顕著であれば，診断は比較的容易であるが，静脈であるため，これらの所見は体位などの条件により変化することがあり，診断が難しい場合もある．血管撮影（静脈造影）は血流状態を知る上で最も確実な方法ではあるが，同様の理由で，必ずしも診断を確定できるとは限らず，このような場合には，後述するステント留置を診断的治療として行わざるを得ない場合もある．

● 3. 主な症状は，上大静脈の場合には顔面や上肢の浮腫，下大静脈の場合には下半身，下肢の浮腫である

悪性大静脈症候群による症状は，側副血行路の発達により自然に症状が軽快する場合もあるが，一般には進行性である．大静脈のうっ滞は，上流側の浮腫に加え，静脈還流量の低下による心拍出量の低下など，全身の循環動態にも種々の影響を及ぼす．下大静脈の場合には，うっ滞血液量が多く，また，腎静脈還流の低下により腎機能が低下するため，循環動態が悪化することが少なくない．また，うっ滞する血液量は下大静脈の場合に比べ少ないものの，上大静脈の場合には，脳浮腫や声門浮腫など危険な病態を惹起する場合があるため oncologic emergency とされている．さらに，血液うっ滞の結果として，しばしば狭窄部の上流側に血栓が生じる．

> **ワンポイントアドバイス**
> 悪性大静脈症候群は，原因である腫瘍の種類や部位など，さまざまな要因により進行速度が大きく異なります．外来レベルで観察可能な場合もあれば，緊急入院による処置が必要な場合もありますが，特に危険なのは上大静脈症候群による脳浮腫と声門浮腫などで，精神症状や呼吸困難などの症状を見逃さないことが重要です．

Ⅴ　がん治療後の問題

● 4．応急の対症的治療

　応急の処置として，腫瘍による大静脈圧排を軽減できる体位にすることや，アルブミン製剤や利尿剤の投与により循環血液量を減少させるなどの方法がとられるが，いずれも効果は限定的である．

● 5．化学療法や放射線治療に高感受性の腫瘍の場合を除き，病態を改善できる実行性の高い治療法はステント留置のみである

　悪性大静脈症候群に対する根本的な治療は静脈血流の再開以外にない．悪性リンパ腫など，薬物療法や放射線治療に高感受性の一部の腫瘍の場合には，これらの抗がん治療が第一選択となる．このような例外を除けば，腫瘍が存在したままの状態で静脈血流を再開させる方法としては外科的なバイパス術以外にないが，悪性大静脈症候群自体が多くの場合，がんの終末期に近い段階で出現する病態であるため事実上の実施はきわめて困難であり，実行可能な治療手段はステント留置術のみである．

● 6．ステント留置術は，血管内にステントを留置して血管内腔を拡張することにより血流を再開させる治療法である

　ステント留置術は悪性大静脈症候群の病態自体を改善することのできる唯一実効性の高い治療法である．血管撮影の技術を用いて静脈の狭窄部にステントを留置し血管内腔を拡張するものであり，局所麻酔で実施可能であるため比較的侵襲も少ない．一般に，IVR（interventional radiology　画像下治療）とよばれる手技に精通した医師により行われるが，上大静脈は下大静脈に比べ技術的難易度が高い．また，狭窄部の上流側に血栓が生じている場合には，再開通により血栓が浮遊して肺動脈血栓症を生じる可能性があり，また上大静脈症候群の場合に腫瘍が心臓を圧排し心機能に影響しているような場合には，急激な静脈血液の還流により心不全をきたす場合があり，術前術後に濃厚な管理が必要である．なお，ステント治療を

行った場合にも，進行した段階での治療であるため，予後は一般に不良である 図1 ， 表1 ．

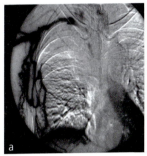
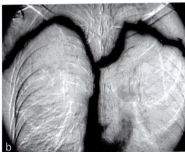

図1 上大静脈症候群に対するステント留置の前後像
a) 右肘静脈から注入された造影剤が右房に還流できず，胸壁に多数の側副血行路が描出されている．
b) ステント留置後．左右の肘静脈から注入された造影剤が速やかに右房に流入し，側副血行路は完全に消失している．

表1 悪性大静脈症候群に対する臨床試験成績概要（JIVROSG-0402）

症例数 28 例（上大静脈 16 例，下大静脈 12 例）
有効例 67.9%（95% CI：47.6-84.1%）
技術的成功率：100%
血管造影所見の改善：96.4%
有害事象（CTCAEv3）：30 日以内死亡 5 例（原病増悪 2，治療との因果関係疑い 3）
Grade 3：7.1%（低血圧，腰痛），Grade 2：17.9%（ステント閉塞，低アルブミン血症，食欲不振，血小板低下，不穏）
生存期間中央値 10.64 週（95% CI：6.71-17.57）
6 カ月生存率 23.2%（95% CI：9.6-40.3）

> 悪性大静脈症候群への使用が薬事承認されたステントはこれまで本邦になく，気管用ステントなどが医師の裁量により適応外で使用されるという不安定な状況にありました．平成 30 年 4 月現在，国内企業が承認取得に向けて動いており，遠からず使用可能となる見込みです．

がん治療後の問題

■文献

1) Charnsangavej C, Carrasco CH, Wallace S, et al. Stenosis of the vena cava: preliminary assessment of treatment with expandable metallic stents. Radiology. 1986; 161: 295-8.
2) Kishi K, Sonomura T, Mitsuzane K, et al. Self-expandable metallic stent therapy for superior vena cava syndrome: clinical observations. Radiology. 1993; 189: 531-5.
3) Nagata T, Makutani S, Uchida H, et al. Follow-up results of 71 patients undergoing metallic stent placement for the treatment of a malignant obstruction of the superior vena cava. Cardiovasc intervent radiol. 2007; 30: 959-67.

〈荒井保明〉

V. がん治療後の問題

Question 8 がん治療後のうつ病やストレス障害について教えてください

Answer
- がん治療後も不安や抑うつ症状が多くの患者さんに認められる.
- PTSDの診断にはいたらないまでも，がん診断やがんの治療をおそろしい外傷体験として思い出すことや，つらい記憶を思い出しそうになることを回避しようとする症状は少なくない.
- 患者のつらさに対して支持的な態度で接することが大事であり，つらさを包括的にアセスメントし，内容によっては専門家につなげていくことが有用である.

解説

● 1. がん治療後に生じる精神症状

　近年のがん治療の進歩とともに，診断および治療の説明はより詳細に，そして確実に行われるようになってきた．一方でそのような説明は患者や家族にとってつらい体験となりえ，適応障害やうつ病といった抑うつ状態が認められている．多くの研究ではがん診断後の抑うつ状態について報告されているが，抗がん治療を行い，治癒が望める状況であっても不安や抑うつといった症状が認められることも稀ではない．この時期の抑うつ症状（気持ちの落ち込み）は，評価した質問紙によって異なるが，11～22%の頻度で認められ，再発不安をふくめた不安症状はがん種によっても異なるがおおよそ20%弱の患者に認められている．これらの症状が一定の期間や他の

症状，重症度などの条件をみたすとうつ病や適応障害と診断されることがある[1]．がんの部位によっても異なるが，うつ病と適応障害あわせて 10 〜 20% 程度と報告されている[2,3]．

またがん診断やがんの治療に伴う苦痛などが心的外傷体験（トラウマ）となり，心的外傷後ストレス障害（PTSD）の部分的な症状が生じることもある．特に急に思い出して怖くなったり（侵入思考），思い出しそうな事象（物事や場所）を避けようとする行動（回避）が多いとされる．欧米の研究ではこれらの症状は 20% 弱の成人で認められる．例えば，回避により医療機関に受診しにくくなったり，がんについて話すことを避けるために友人に会えなくなり，支援を受けにくくなるなど，これらの症状が本人の QOL に影響することも知られている[4]．これらの症状の他に重症度や付随する症状が一定の基準をみたすと心的外傷後ストレス障害（PTSD）と診断されることもあるが，頻度は 3% 以下と多くはない[5,6]．

● 2. 精神症状に対する治療・ケア＜一般論＞

症状を改善するためには原因を同定することが有用である．しかし，現時点で精神疾患の診断は，症状や経過から診断基準に照らし合わせて行ういわば症候群の分類であり，精神科の専門家でも原因を同定することが困難な場合がある．例えばうつ病についても，一般に原因はあまりに多要因であるため，一律にこれが原因といえないことが臨床的には知られている．患者の個別要因である社会背景やストレス耐性，性格傾向によっても異なる．また加えてがん患者の場合には，がん自体の身体症状によるつらさや，治療に伴うつらさ，さらにはそれらの生活への影響なども加味して考える必要がある．適応障害の場合も同様である．まずは何が本人をつらくさせているのか，本人の言葉を聞くことが最も重要である．症状の評価の手順として，包括的アセスメントの手法が有用である[7]．例えば，「つらいです」，「眠れません」と言われた場合に，「精神的つらさだ」と考えるのではなく，「痛みがあって眠れずにつらい」という

ことがないかを確認する必要がある．包括的アセスメントは，身体症状，精神症状（せん妄・うつ病・認知症などの診断のつくもの），社会経済的問題（介護や就労もふくむ），心理的問題（病気への取り組み方や医療者とのコミュニケーションの問題など），実存的問題（生き方に関わる問題）の順に考え，優先して行うこと，そのために担当医師あるいは看護師として何を行い，どんなことを他の専門家に依頼するのかについて検討するのに有用である．その上で症状や問題によってプライマリチームの医師や看護師から専門家にうまくつなげていくことが重要である．

また，アメリカ腫瘍学会の推奨するガイドラインでは，プライマリケアを提供する医師・看護師が，スクリーニングをした上で，専門家による治療が継続できるように支援することを推奨している．抑うつ状態をきたしやすいリスクファクターとして，若年，精神疾患の既往がある，社会的経済的に貧困である，があげられており，そのような患者の場合に特に注意してスクリーニングを行うことが有用とされる[8]．本邦におけるスクリーニングの方法としては，ワンクェッションインタビューや，つらさと支障の寒暖計，質問紙である Hospital Anxiety and Depression Scale（HADS）などが推奨されている[7]．つらさと支障の寒暖計については国立がん研究センター精神腫瘍学開発部のホームページからダウンロードできる（https://www.ncc.go.jp）．

精神心理の専門家による治療には，睡眠薬や抗不安薬，抗うつ薬の使用のほか，非薬物療法として支持的精神療法，マインドフルネス心理療法，認知行動療法，認知分析療法などがある[9]．詳細については本稿では割愛する．

● 3．患者へのケアの実際＜経験論＞

筆者は精神科医として外来および入院中のがん患者の診療を行ってきた．専門家としての精神症状の評価や，薬物療法も行ってきたが，その中でプライマリチームの主治医や担当看護師の役割も重要

であると実感している．いつか主治医から見捨てられるのではないか，治療ができなくなるのでは，病気が進んで死んでしまうのでは，と怖く感じていることを患者から聞くことが少なくない．主治医からの言葉は患者に影響しやすく，すすめられることは守ろうとする．逆に不確定のことを言われると不安になる．筆者は患者の診療のたび紹介医とは経過や患者の思いについて支障のない範囲で共有するよう意識している．そうすることで患者が主治医とのつながりを維持できると考える．ある患者は主治医とコミュニケーションがうまくとれず，自分の病気の先行きが不安になり紹介された．主科での腫瘍マーカーの検査あるいは CT の定期的検査のたびに怖くなって抗不安薬の使用が増えるが，その時期がすぎると安心し 5 年がすぎた．またある患者は移植治療のあと 10 年近く再発はしていないが，さまざまながん以外の病気を合併し，そのつらさを外来で訴えている．筆者は合併症について主治医と対応を相談してきた．再発への不安や体の不調だけではない．定期的に通院しては家族や仕事の不満を愚痴のように話して帰る患者もいる．これらの患者に共通していることは，いずれも自分から困っていること，気になっていることを話して，また次の外来にくることを約束して帰ることである．それがデフォルトのようになっているので身体症状や気がかりなどを拾い上げやすく，また患者も安心して話してくれるものと考える．外来で筆者が心がけているのはとにかく患者にできるだけ話してもらうこと，コミュニケーションを促進することである．そのための基本的な姿勢が傾聴であり，これはプライマリの主治医や看護師にも十分実践してできることである．

ワンポイントアドバイス

うつ病の診断基準（DSM-5[1]より一部抜粋）

ほとんど1日中続く抑うつ気分，興味または喜びの減退を主症状とし，それに加えて食欲低下，不眠，焦燥や活動の制止，易疲労感，無価値感，思考力集中力の低下，希死念慮などの症状が合わせて5つ以上同じ2週間の間に存在し，生活機能の障害となっている場合にうつ病と診断．

適応障害の診断基準（DSM-5[1]より一部抜粋）

はっきりと確認できるストレス因に反応して，ストレス因の始まりから3カ月以内に情動面または行動面の症状が出現し，そのストレス因に不釣り合いな程度や強度をもつ著しい苦痛がある．社会的，職業的，その他の重要な領域における重大な障害になっている．ただし，その他の精神疾患の基準を満たしていない場合に適応障害と診断する．

■ **文献**

1) 高橋三郎，大野　裕，監訳．DSM-5　精神疾患の診断・統計マニュアル．1版．東京：医学書院；2014．p.160-285.

2) Uchitomi Y, Mikami I, Nagai K, et al. Depression and psychological distress in patients during the year after curative resection of non-small-cell lung cancer. J Clin Oncol. 2003; 21: 69-77.

3) Ozga M, Aghajanian C, Myers-Virtue S, et al. A systematic review of ovarian cancer and fear of recurrence. Palliat Support Care. 2015; 13: 1771-80.

4) 勝俣範之，監訳．がんサバイバー　医学・心理・社会的アプローチでがん治療を結いなおす．1版．東京：医学書院；2012．p.28-40.

5) Arnaboldi P, Lucchiari C, Santoro L, et al. PTSD symptoms as a consequence of breast cancer diagnosis: clinical implications. Springerplus. 2014; 3: 392. doi: 10.1186/2193-1801-3-392.

6) Akechi T, Okuyama T, Sugawara Y, et al. Major depression, adjustment disorders, and post-traumatic stress disorder in terminally ill cancer patients: associated and predictive factors. J Clin Oncol. 2004; 22: 1957-65.

7) 大西秀樹，編．専門医のための精神科臨床リュミエール24　サイコオンコロジー．1版．東京：中山書店；2010．p.13-58.

8) Runowicz CD, Leach CR, Henry NL, et al. American Cancer Society/American Society of Clinical Oncology Breast Cancer Survivorship Care Guideline. J Clin Oncol. 2016; 34: 611-35.

9) 内富庸介, 大西秀樹, 藤澤大介, 監訳. がん患者心理療法ハンドブック. 1版. 東京: 医学書院; 2013. p.3-79.

〈小早川 誠〉

V. がん治療後の問題

 がん治療後にみられるリンパ浮腫の評価法と対処法について教えてください

Answer
- 乳がん，子宮がん，卵巣がんなどの術後や放射線，化学療法後に発症する．
- 病歴の聴取と肢の腫脹が偏側性であることが診断のとっかかりとなる．
- 専門医による診断が重要である．
- 治療法は，複合的理学療法が第一選択である．

解説

● 1. リンパ浮腫の定義と分類

リンパ浮腫とは，「リンパの輸送障害と組織間隙内のタンパク処理能力の低下に起因して高タンパク性の組織間液が貯留し，臓器や組織の腫脹をきたした病態」であり，多彩な臨床症状を示す．その成因により，全く別の病態である2つの臨床分類──①特発性リンパ浮腫および，②続発性リンパ浮腫──に大別される．このうちがん治療後にみられる医原性リンパ浮腫は続発性リンパ浮腫に分類される．続発性リンパ浮腫では生来のリンパ管の機能は正常であったものが，手術，放射線，外傷，感染症，代謝性疾患などの各種要因によりリンパ還流が停滞する．とりわけ医原性リンパ浮腫は，乳がんや子宮体がんなどの悪性腫瘍に対するリンパ節郭清によりリンパ還流の主経路が遮断され，副側路による代償が不十分となった場合に発現する．本病態では，浮腫は中枢側から四肢末梢側に向けて進行することが多い．

● 2. リンパ浮腫の疫学

がん患者の治療の成功とは逆説的に，術後にリンパ浮腫が発現する患者数は増加の一途を辿っている[1]．複数の研究により，下肢および上肢におけるリンパ浮腫の発現率は各々，1.2 〜 47％ および 5.5 〜 80％ と報告されている[1]．リンパ浮腫は，がん生存者にとって多大な身体的精神的苦痛を生じる深刻な生活の質（QOL）の問題となっている[2]．本邦におけるリンパ浮腫の推定患者数は，10 万人以上である[3]．その大半（80％ 以上）は，リンパ節郭清や放射線治療によりリンパ管系が損傷した後に続発性リンパ浮腫が発現した患者である．婦人科系悪性腫瘍（乳がん，子宮がん，卵巣がんなど）の術後にリンパ浮腫が発現することが多いことから，患者の 80％ 以上が女性である．また本邦では患者の約 7 〜 8 割は下肢のリンパ浮腫で，残りが上肢のリンパ浮腫であるとされている．しかし，続発性リンパ浮腫患者に関する全国的な実態調査が実施されたことはなく，正確な患者数は不明である．

● 3. リンパ浮腫の症状

蛋白質の組織内貯留のため，しだいに組織細胞の変性，脂肪の増加，線維化が起こり，皮膚は次第に硬くなる．国際リンパ学会は，浮腫の臨床的重症度に基づき，臨床ステージ 0 〜 Ⅲ からなるリンパ浮腫の臨床分類を提唱している[4]．ステージ 0 は臨床症状のない状態．ステージ Ⅰ は患肢の挙上や就寝後には腫脹が改善する状態，ステージ Ⅱ は患肢挙上，就寝後も改善のみられない腫脹，ステージ Ⅲ は線維化による皮膚の硬化が進んだ非可逆性の腫脹である．象皮病とよばれることもある．また合併症として，易感染性のため蜂窩織炎を発症することも多い．その場合，患肢の赤斑や，患肢全体に及ぶ発赤，時には高熱を発する．また稀に悪性化してリンパ管肉腫（lymphangiosarcoma）を形成することがある．

● 4. リンパ浮腫の診断

　医原性のリンパ浮腫の診断は乳がんや，子宮がん，卵巣がんなどの手術や抗がん剤，放射線治療などの病歴の聴取と，腫脹が片側性であることから本疾患を疑う．皮膚の硬化のため，つまめないStemmer signを呈することもある．腫脹の程度の評価は患肢の周径測定が一般的であるが，測定者によって誤差が生じやすい．リンパ浮腫の鑑別診断は，肥満浮腫，静脈血栓症，静脈血栓後遺症，廃用性浮腫，関節炎に伴う肢の腫脹，薬剤性浮腫，内分泌異常（甲状腺機能低下など），クリッペル・トレノニー（Klippel-Trenaunay）症候群など多数あるが，リンパ浮腫を確定し得る画像診断法であるリンパ管シンチグラム 図1a, b は本邦では保険で認められていない．超音波検査での敷石状所見や，CTやMRI検査での皮下軟部組織の肥厚と桿状の線維状構造などは，他の浮腫を呈する疾患でも認める．

専門医によるリンパ浮腫の診断が重要です．

　肝機能検査などでよく用いられているインドシアニングリーン 図1c は，皮下に注射すると蛋白質と結合して近赤外光を発するため，特殊な近赤外カメラで観察することによりリンパ流をリアルタイムで観察可能です[5]．この方法は乳がんのセンチネルリンパ節診断目的ですでに多くの病院で施行されています．しかしリンパ浮腫に対する保険適応はないので，一日も早く保険収載が可能となることが望まれます．

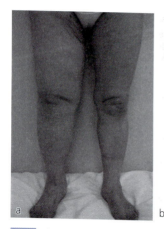 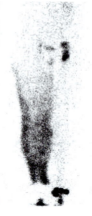 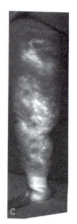

図1 リンパ管シンチグラムとインドシアニングリーン蛍光リンパ管造影近赤外光カメラ

a) 子宮がん術後続発発生リンパ浮腫, b) リンパ管シンチグラフィー,
c) インドシアニングリーン蛍光リンパ管造影

(Unno N, et al. J Vasc Surg. 2007; 45:1016-21[5] より)

● 5. リンパ浮腫の治療法

　100年以上に及ぶ治療法開発の経緯があるにもかかわらず, リンパ浮腫に対する有効な根治療法は現在でも依然として確立されていない. しかし, 国際リンパ学会は, 複合的理学療法 –complex decongestive physiotherapy（CDP）－がリンパ浮腫の標準療法であるとしている[5]. CDPは, 2つの治療期――①治療施設においてセラピストによる用手的リンパドレナージ, 多層圧迫包帯, 圧迫下運動療法, スキンケアおよび日常生活指導を実施して患肢の縮小に努める「集中治療期」および, ②患者自身が自宅において縮小した患肢を用手的リンパドレナージ, 弾性着衣（夜間は多層圧迫包帯）およびスキンケアを行う「維持治療期」――から構成されている. 一般社団法人リンパ浮腫療法士認定機構が作成したリンパ浮腫診断治療指針2013には,「治療の介入はリンパ管の損傷が少ないと考え

られる発症早期で軽症の状態から行うことが望ましく，CDP に日常生活指導を加えた『複合的治療』（CDP を中心とする保存的療法）がリンパ浮腫の標準的治療である」と記載されている[6].

　近年，形成外科医による外科的治療法であるリンパ管静脈吻合術（lymphovenous anastomosis: LVA）が下肢の早期リンパ浮腫に対する有効な治療法になり得るとの報告が増えているが，その施行には前述のインドシアニングリーン蛍光リンパ管造影が必要であり，有効性についての多施設試験も未実施であることなどエビデンスの蓄積が乏しく今後の課題といえる.

　上記の治療法の他にリンパ浮腫に対する薬物療法として利尿薬や抗血小板薬が使用されることがあるが，その有効性に関しては検証されていない.

■ 文献

1) Szuba A, Rockson SG. Lymphedema: classification, diagnosis and therapy. Vasc Med. 1998; 3: 145-56.

2) Shaitelman SF, Cromwell KD, Rasmussen JC, et al. Recent progress in the treatment and prevention of cancer-related lymphedema. CA Cancer J Clin. 2015; 65: 55-81.

3) 樋口友紀，中西陽子，廣瀬規代美，他．手術療法を受けたがん患者に対するリンパ浮腫ケアの課題．Kitakanto Med J. 2009; 59: 43-50.

4) International Society of Lymphology. The diagnosis and treatment of peripheral lymphedema. 2003 Consensus Document of the International Society of Lymphology. Lymphology. 2003; 36: 84-91.

5) Unno N, Inuzuka K, Suzuki M, et al. Preliminary experience with a novel fluorescence lymphography using indocyanine green in patients with secondary lymphedema. J Vasc Surg. 2007; 45: 1016-21.

6) 一般社団法人リンパ浮腫療法士認定機構．リンパ浮腫の最近の治療: 方法，手技について．リンパ浮腫診断治療指針 2013．Medical Tribune. 2013; 45-57.

〈海野直樹〉

索　引

あ行

あいーと®	43
アイウエオ・チップス	165
アイスマッサージ	101
アクアポリン 2 チャネル	134
悪液質	23, 31
悪心・嘔吐	56
握力	25
圧迫下運動療法	258
アドリアマイシン	217
心筋症	217
アラントイン	130
アロマターゼ阻害薬	204
安静時エネルギー消費量	10
アントラサイクリン系薬剤	217
息こらえ嚥下法	104
医原性リンパ浮腫	255
意識障害	164
胃切除後障害	41
一次性サルコペニア	22
一次予防的投与	67
イホスファミド	109
インスリノーマ	154
インスリン自己免疫症候群	154
インドシアニングリーン	257
ウェルニッケ脳症	167
うつ病	184, 249, 250, 253
運動神経障害	236
栄養管理	17
栄養サポートチーム	104

栄養評価法	1
栄養療法	18
栄養歴聴取	33
エトポシド	217
エナラプリル	222
嚥下開始食	102
嚥下機能低下	44
嚥下訓練	101
嚥下内視鏡検査	101
オクトレオチド	77
オランザピン	59

か行

改訂水飲みテスト	100
外来化学療法	17, 18
解離性障害	167
化学療法関連心臓障害	219, 220
化学療法時の血糖管理	147
化学療法誘発性無月経	225
可逆的心機能障害型	217
画像下治療	246
下大静脈	244
カテーテル関連血流感染症	62
カテーテル先端培養	63
カルベジロール	222
がん悪液質	4
感覚神経障害	236
がん患者	1
がん関連血栓症	158, 161
間欠的空気圧迫法	174
間欠的経管栄養法	103

がん口腔支持療法	53	抗がん剤心毒性	217
ガンシクロビル	79	タイプⅠ（心筋障害型）	218
がん診療医科歯科連携事業	53	タイプⅡ（心機能障害型）	
間接嚥下訓練	101		218
間接的影響	212	抗凝固療法	175
間接熱量計	10	口腔ケア	48
がん治療関連心筋障害	160, 161	口腔粘膜炎	51, 103
がん薬物療法	106	鉱質コルチコイド反応性	
緩和ケアチーム	104	低 Na 血症	136
気管支鏡検査	83	高張性低 Na 血症	138
基礎エネルギー予測値	10	高リスク群	129
偽膜性腸炎	77	抗利尿ホルモン	134
気持ちのつらさ	185	不適切分泌症候群	135
急性腎障害	106, 197	高齢者	198
橋中心性髄鞘崩壊症	169	誤嚥性肺炎	49, 99
胸部 X 線	220	骨吸収	143
局所性骨融解性高 Ca 血症		骨形成	143
	143, 144	骨粗鬆症	207
筋肉の質	26	コリンエステラーゼ阻害薬	215

さ行

サイトメガロウイルス腸炎	75
左室拡張能	221
左室駆出率が保たれた心不全	221
左室収縮能	220
サルコペニア	4, 22
軸索障害	235
持効型インスリン	148
シスプラチン	107
腎症	198
歯性感染巣	50
周術期の血糖管理	147
重炭酸ナトリウム液	117
主観的報告	211
術前化学療法	45

クリッペル・トレノニー症候群　257
グレリンホルモン　41
経管栄養　41, 44
経腸栄養剤　12
経皮内視鏡的胃瘻造設術　103
血液浄化療法　119
血液透析　121
血液脳関門　212
ゲムシタビン　109
ケモブレイン　210, 211
健康関連 QOL　199
検査異常腫瘍崩壊症候群　127
抗うつ薬　189

腫瘍循環器	158
腫瘍随伴体液性高 Ca 血症	143
腫瘍崩壊症候群	126
上大静脈	244
静脈血栓塞栓症	162
食塊形成	102
食物テスト	100
食歴	33
自律神経障害	236
心機能	220
腎機能障害	145
心筋バイオマーカー	220, 221
神経細胞体障害	235
心血管系リスク因子	159
腎性塩類喪失症候群	136
心電図	220
浸透圧性脱髄症候群	138
心毒性	158
心理教育	213
心理的サポート	213
1,25-水酸化ビタミン D	144
髄鞘障害	235
髄膜がん腫症	167
睡眠障害	185
睡眠薬	189
スタチン	222
ステロイド	56, 85
ステント	246
留置術	246
スライディングスケール	149
精神刺激薬	215
性腺毒性	225
生体電気インピーダンス法	24
生命予後	133
生理食塩水	116

舌接触補助床	103
舌前方保持嚥下法	104
セルフケア	242
潜因性脳梗塞	179
専門的口腔ケア	52
前立腺がん	205
造影 CT	172
造影剤腎症	113
早期栄養介入	6
増粘剤	102
象皮病	256
創部感染	49
塞栓源不明脳塞栓症	182
続発性骨粗鬆症	203
続発性リンパ浮腫	255
側副血行路	245
組織因子	171
速効型インスリン	149
ソフティア	45

た行

体重減少	42
大静脈症候群	244
対処法の工夫（コーピング ストラテジー）	214
タイプ 1 心筋障害	160
タイプ 2 心筋障害	161
多層圧迫包帯	258
脱水	146
多発骨転移	145
多発性骨髄腫	145
弾性ストッキング	175
蛋白結合率	123
ダンピング	42
チーム医療	99

注意・集中力	211	二次予防的投与	67
中心静脈栄養	44	入院期間	133
中枢性塩類喪失症候群	136	乳がん	204
中リスク群	129	ニューロパチー	234
超音波検査	172	認知機能障害	210
超速効型インスリン	149	認知機能の変化	213
腸瘻	43	認知行動療法	214
貯筋	34	認知トレーニングプログラム	214
直接嚥下訓練	101	妊孕性	224
直接的影響	212	温存療法	226
治療的投与	67	脳梗塞	168
低 Na 血症	168	脳浮腫	138
低血糖	168		
低張性造影剤	115	**は行**	
低張性低 Na 血症	138	肺塞栓症	170
低分子ヘパリン	170, 172	発熱性好中球減少症	50, 67
低リスク群	129	反回神経麻痺	44, 104
適応障害	184, 249, 250, 253	バンコマイシン	78
デクスラゾキサン	222	晩発性合併症	50
デスモプレシン	140	反復唾液嚥下テスト	100
同化抵抗性	11	非可逆的心筋障害型	217
頭頸部がん	198	ビスホスホネート製剤	109, 146
等張性造影剤	115	ビデオ嚥下造影	101
等張性低 Na 血症	138	非ビタミン K 拮抗型経口	
頭部挙上訓練	101, 104	抗凝固薬	173
動脈血栓閉塞症	162	びまん性肺胞障害	82
突出性悪心・嘔吐	57	不安	184
ドパミン受容体刺激薬	190, 192	副甲状腺ホルモン関連蛋白	143
トラスツズマブ	218	複合的理学療法	258
トルソー症候群	178	複雑性下痢症	75
トロポニン I	220, 221	副腎不全	155
トロポニン T	220, 221	プラミペキソール	192
		フレイル	23
な行		プレドニゾロン	85
二次性サルコペニア	22	プロカルシトニン	85

プロテクチン	13
吻合部狭窄	105
分布容積	123
ペメトレキセド	110
ベル現象	165
ベンゾジアゼピン系抗不安薬	188
蜂窩織炎	94
補完的中心静脈栄養	46
歩行速度	25
補充療法	44
ホルモン療法	205

ま行

マイトマイシン C	108
末梢神経障害	232
慢性腎臓病	197
ミトキサントロン	217
むずむず脚症候群	190
メチルプレドニゾロン	85
メトトレキサート	108
メトロニダゾール	78
免疫チェックポイント阻害薬	
	84, 110
免疫賦活栄養法	12
メンデルソン手技	101, 104
モザバプタン塩酸塩錠	141

や行

薬剤性肺障害	81
薬剤リンパ球刺激試験	84
用量制限毒性	232
抑うつ	187, 249, 251
予測性悪心・嘔吐	57

ら・わ行

ラスプリカーゼ	130
リスク評価	128
臨床腫瘍崩壊症候群	128
リンパ管静脈吻合術	259
リンパ管肉腫	256
リンパドレナージ	258
リンパ浮腫	94
累積投与量依存性	218
累積投与量の管理	221
ループ利尿薬	146
レゾルビン	13
レニン・アルドステロン系	137
ロチゴチン	193
ロペラミド	76
ワルファリン	173

A

ACC/AHA 心不全診療	
ガイドライン	219
ACP	33
ADH（antiduretic hormone）	
	134
ADM 換算	218
量	221
AIUEOTIPS	165
AKI（急性腎障害）診療	
ガイドライン 2016	200
ANP	137
ARONJ	54

B

β-D グルカン	85
BMA	54

BMIPP シンチ 220
BNP 137, 220, 221

C

CAYA 227
CBT（cognitive behavioral
　therapy） 214
CD トキシン検査 77
chemobrain 210
CIN（contrast-induced
　nephropathy） 113
　定義 113
　発症頻度 113
　リスク 114
Clostridium difficile（CD）
　腸炎 75
CPT-11 76
CRBSI 62
　Bacillus spp. 65
　エンピリック治療 64
　確定診断 63
　複雑性 64
CSWS（cerebral salt
　wasting syndrome） 136
CTID 75
CTLS（clinical TLS） 128
CTRCD 160, 161

D

dexrazoxane 222
diffuse alveolar damage 82
DTP（differential time to
　positivity） 63
dump and swallow 102

E・F

EPA 11
ESUS（embolic stroke of
　undetermined sources） 182
FDG-PET 220

H

HbA1c 147
HFpEF 221
HHM（humoral hypercalcemia
　of malignancy） 143
HMB（ß-hydroxy-ß-methyl
　butyrate） 11
5-HT$_3$ 受容体拮抗薬 56

I

IED（immune-enhancing
　diet） 12
immunonutrition 12
IPC（intermittent pneumatic
　compression） 174, 175
IVR（interventional
　radiology） 246

J・K・L

Japan coma scale 164
KL-6 82
L-FABP 115
LMWH（low molecular
　weight heparin） 170, 172
LOH（local osteolytic
　hypercalcemia） 143, 144
LTLS（laboratiry TLS） 127

M

mIAS	54
MIBG シンチ	220
MRHE（mineralcorticoid responsive hyponatremia of the elderly）	136
MWST（modified water swallowing test）	100

N

N アセチルシステイン	118
n-3 系脂肪酸	11
NGAL	115
NK1 受容体拮抗薬	56
NOAC（non-vitamin K antagonist oral anticoagulants）	173
NT-proBNP	220, 221

O

OE 法	103
ODS（osmotic demyelinating syndrome）	138
oncologic emergency	126, 245
Onco Nephrology	132
ONS（oral nutritional supplements）	42
1,25（OH)$_2$D	144

P・Q

PAP	103
PE（pulmonary embolism）	170
PEG 法	103
pleiotropic effects	222

PRO（patient reported outcomes）	211
PTHrP（parathyroid hormone-related protein）	143
QOL	99
低下	210

R

RSST（repetitive saliva swallowing test）	100
RSWS（renal salt wasting syndrome）	136
rt-PA	168

S・T

ship feeding	36
SIADH（syndrome of inappropriate antidiuretic hormone）	135
Staphylococcus lugdunensis	65
Stop-and-Go	240
TF（tissue factor）	171

V・W

V2 受容体拮抗薬	140
VE（video endoscopy）	101
VF（videofluoroscopic examination of swallowing）	101
Virchow の 3 徴	171
W-ED®tube	46

いまさら訊けない！　がん支持療法Q&A　　ⓒ

発　行	2018年6月20日　　1版1刷	
編著者	加　藤　明　彦	
発行者	株式会社　中外医学社	
	代表取締役　青　木　　滋	
	〒162-0805　東京都新宿区矢来町62	
	電　話　　　(03) 3268-2701(代)	
	振替口座　　　00190-1-98814番	

印刷・製本/有限会社祐光　　　　　　　　　　　＜ KS・YS ＞
ISBN978-4-498-02266-9　　　　　　　　　　Printed in Japan

JCOPY ＜(社)出版者著作権管理機構 委託出版物＞

本書の無断複写は著作権法上での例外を除き禁じられています.
複写される場合は，そのつど事前に，(社)出版者著作権管理機構
(電話 03-3513-6969, FAX 03-3513-6979, e-mail: info@jcopy.
or.jp) の許諾を得てください.